O dia em que Eva decidiu morrer

Adriano Silva

O dia em que Eva decidiu morrer

Uma reflexão sobre autodeterminação
e direitos de fim de vida

VESTÍGIO

Copyright © 2025 Adriano Silva
Copyright desta edição © 2025 Editora Vestígio

Todos os direitos reservados pela Editora Vestígio. Nenhuma parte desta publicação poderá ser reproduzida, seja por meios mecânicos, eletrônicos, seja via cópia xerográfica, sem a autorização prévia da Editora.

DIREÇÃO EDITORIAL
Arnaud Vin

EDITOR RESPONSÁVEL
Eduardo Soares

REVISÃO
Anna Izabella Miranda

CAPA
Diogo Droschi

DIAGRAMAÇÃO
Guilherme Fagundes

Dados Internacionais de Catalogação na Publicação (CIP)
Câmara Brasileira do Livro, SP, Brasil

Silva, Adriano
  O dia em que Eva decidiu morrer : uma reflexão sobre autodeterminação e direitos de fim de vida / Adriano Silva. -- 1. ed. -- São Paulo : Vestígio, 2025.

  ISBN 978-65-6002-087-0

  1. Biografias 2. Memórias 3. Morte 4. Tomada de decisão 5. Vida I. Título.

25-247558   CDD-808.88

Índices para catálogo sistemático:
1. Vida e morte : Reflexões : Literatura 808.88
Eliete Marques da Silva - Bibliotecária - CRB-8/9380

A **VESTÍGIO** É UMA EDITORA DO **GRUPO AUTÊNTICA**

São Paulo
Av. Paulista, 2.073 . Conjunto Nacional
Horsa I . Salas 404-406 . Bela Vista
01311-940 . São Paulo . SP
Tel.: (55 11) 3034 4468

Belo Horizonte
Rua Carlos Turner, 420
Silveira . 31140-520
Belo Horizonte . MG
Tel.: (55 31) 3465 4500

www.editoravestigio.com.br
SAC: atendimentoleitor@grupoautentica.com.br

Apresentação: Que livro é este? 7

1. A história de Eva (Brasil, 2023) – Parte I 9
O dia em que Eva morreu 9
Eva no inferno 13
A imensa dor de sobreviver à própria morte 32

2. Outras pessoas, outras histórias 55
Jean (Inglaterra, 1975) 55
Ida (Estados Unidos, 1983) 60
Lisette (Austrália, 2002) 68
Albrecht, Walter, Edward & Joan
(Suíça, 2005, 2006 e Inglaterra, 2009) 71
Hanne (Canadá, 2016) 76
David (Austrália, 2018) 82
Brian (Estados Unidos, 2020) 84
Jean-Luc (Suíça, 2022) 89

3. As palavras certas e como usá-las 91

4. A história de Eva (Brasil, 2023) – Parte II 97
Sozinha num deserto de angústia 97
Os últimos dias 117
A última viagem 130
Fim 139

5. Os fatos e os argumentos 145
Que pessoas podem realizar um procedimento
de morte voluntária assistida (MVA)? 147
Limites e zonas cinzentas no território da MVA 151
MVA: estímulo ou desincentivo
ao "suicídio irracional"? 159
Quem são as pessoas que procuram a MVA? 161
A MVA e a crescente longevidade humana 163
A MVA e a tese da *slippery slope* 166
A MVA e as religiões 167
A MVA e os médicos 171
A MVA e os cuidados paliativos 177
Afinal, sua vida pertence a quem? 180

6. A autodeterminação no Brasil e no mundo 183
A MVA e o Brasil 184
A MVA ao redor do mundo 193
Quadro-resumo da legislação nos
quatorze países que legalizaram a MVA 212

7. Referências 215
Algumas publicações de interesse 215
Organizações e plataformas
de conteúdo de interesse no Brasil 216

Apresentação
Que livro é este?

Este é um livro sobre *direitos de fim de vida*.

Sobre como viver com qualidade até o último instante, assegurando uma velhice serena e uma morte tranquila, livre de tormentos.

Essa é uma discussão urgente – que ainda engatinha no Brasil.

Como os *direitos de fim de vida* têm se desenvolvido ao redor do mundo? Quais os principais pontos para compreender esse debate? O que diz a legislação brasileira?

Este é um livro sobre *autodeterminação*.

O derradeiro direito civil a ser conquistado. Uma liberdade individual básica que ainda está para ser assegurada no país – bem como em grande parte do planeta.

Eis a questão central: a quem pertence a sua vida?

Este é um livro sobre *morte voluntária assistida* (MVA).

Sobre ter o direito de ir embora, de modo digno e humanizado, no caso de a existência se tornar insuportável.

Que países já legalizaram esse procedimento? Quais são os critérios médicos e os limites legais estabelecidos por essas jurisdições? Como a MVA acontece na prática?

E: quem são as pessoas que buscam a "boa morte"? O que as leva a tomar essa decisão? Como entender essa escolha – e como se posicionar diante dela?

Este é, acima de tudo, um livro sobre seres humanos. E sobre seu desejo de viver bem – e de morrer bem –, nos seus próprios termos.

O que você encontrará a seguir são histórias reais de pessoas que exercitaram seu direito fundamental de morrer sem dor e sem sofrimento – mesmo quando essa prerrogativa ainda não estava garantida nos lugares em que viviam.

São jornadas pessoais de superação do infortúnio e de afirmação da soberania de cada indivíduo para decidir seu próprio destino, que viraram casos exemplares e fizeram avançar a causa da morte com dignidade em vários países.

São histórias de determinação e de coragem, de gente que fez questão de salvaguardar seu bem-estar e sua autonomia – até o último ato. E de quem não abriu mão do seu direito de partir, de modo racional e humanizado, quando julgou que era chegada a hora.

1.
A história de Eva
(Brasil, 2023) – Parte I

O dia em que Eva morreu

Guido assistia a um filme com a mulher e os dois filhos, no início de uma noite de domingo, quando o telefone tocou. A primavera acabara de começar, os dias estavam mais longos, a vida fulgurava ao redor.

Era sua mãe.

Eles normalmente faziam uma chamada de vídeo durante o fim de semana. Para essas conversas, Guido havia dado a ela, no Natal, um celular novo com câmera e capacidade de conexão melhores. Quando não se falavam, ele ligava logo no começo da semana. Havia poucos dias, Guido tinha ido a um restaurante bacana para comemorar o aniversário de sua mulher. E enviara fotos, com os filhos, para a mãe. Ela ainda não havia comentado. Coisa rara.

Guido decidiu não atender imediatamente. Ligaria para a mãe em alguns minutos, assim que o filme acabasse. Então ela telefonou de novo. E ele atendeu.

"Senhor Guido, aqui é o zelador do prédio da sua mãe. Dona Eva está muito agitada, confusa, e pediu que eu ligasse para o senhor."

"Gui-do… Meu… filho… Eu preciso… *te* ajudar. Vem… me ajudar. Eu preciso… *te* ajudar."

Aquelas frases truncadas, em tom de súplica, contrastavam com qualquer coisa que ele já tivesse ouvido a mãe dizer.

"Gui-do… A-ca-bou. A-ca-bou!"

Guido era filho único. Havia muitos anos não morava na mesma cidade da mãe. Eva não tinha outros familiares. Primeiro, Guido havia ido estudar fora. Eram tempos analógicos, em que eles se falavam apenas alguns minutos por mês, com muitas horas de diferença no fuso, numa caríssima ligação internacional.

O resto eram cartas e cartões-postais, fotos impressas em papel, longos monólogos gravados em fitas cassete. E imagens caseiras, capturadas em VHS, que demoravam semanas para cruzar boa parte do globo e chegar ao seu destino.

Depois de formado, Guido morara em várias cidades – todas a muitos quilômetros de distância e a várias horas de voo do endereço da mãe.

Ouvir Eva balbuciar aquelas palavras foi um choque. Havia angústia em sua voz. A desarticulação das frases e o medo que atravessava seu pedido de ajuda deixavam clara a gravidade da situação.

Sua mãe, em posição de grande vulnerabilidade, longe dele.

Guido falou com Eva sem ter certeza de que ela estava conseguindo ouvir ou entender o que ele dizia – que já estava a caminho e que acionaria uma pessoa para ir ao seu encontro imediatamente. Telefonou para Olivia, amiga de Eva, e pediu ajuda. E ligou para seu pai, para avisar da emergência.

Marco estava perto de completar 80 anos. Estava divorciado de Eva havia quase cinquenta. Eles se encontravam duas vezes por ano, quando Guido os visitava, nas férias das crianças. Eva e Marco recebiam juntos os netos. E se ligavam de vez em quando, como dois velhos amigos que se veem pouco.

Seu pai estava na casa da serra, onde costumava passar os fins de semana. Àquela hora, já estava se preparando para dormir.

Olivia respondeu imediatamente ao chamado de Guido. Largou o que estava fazendo e se dirigiu à casa de Eva. Olivia era uma aluna-amiga de sua mãe. Essa era uma das tantas características da atuação de Eva como filósofa: ela ficava muito próxima, confidente, íntima de seus "alunos", que sequer gostava de chamar dessa forma. Ela também recusava o termo "orientação"; preferia "encontros", "discussões", "conversas".

Guido refez a ligação para o telefone da mãe, com a ajuda do zelador. Olivia chegou em seguida. Guido ouvia tudo. O celular de Eva tinha sido deixado ligado sobre um móvel.

Guido acionou o viva-voz para que a mulher e os filhos pudessem acompanhar o que acontecia. Deixou que ouvissem tudo em tempo real. Eles queriam entender o que estava acontecendo com Vó Eva. Mas Guido talvez estivesse, no fundo, buscando compartilhar as decisões que teria de tomar. Ou impondo a eles seu desejo de contar com sua solidariedade imediata, diante da dureza daquela situação.

Guido depois se questionaria se não deveria ter colocado o telefone no ouvido para poupar Anna, e principalmente Giulia e Francesco, de tudo o que seria revelado ali. Talvez ele tivesse sentido medo ao se ver sozinho diante da tragédia. E, assim, por tibieza, expusera os filhos a um evento traumático. Guido se cobrava por isso. Aquela responsabilidade era sua, não era deles.

Em seguida, seu pai chegou à casa de Eva. "Marco... meu... primeiro... amigo." Eva se dirigia a ele em tom terno. Marco foi carinhoso com ela também. "Oi, Eva, minha querida..." E, como era de seu estilo, fez algum comentário buscando mostrar calma e familiaridade diante da crise, tentando reduzir a voltagem do momento, minimizando o desespero com um sorriso no rosto.

Olivia havia chamado uma ambulância. Logo os paramédicos chegaram. Eva os repeliu. "Não... por favor... muito obrigada!... Não! Muito obrigada... por favor!", repetia. Guido podia imaginá-la mostrando-lhes a porta da rua.

A enfermeira disse que não poderia atendê-la contra a sua vontade. Alguém argumentou com Eva para que ela ao menos lhes permitisse examiná-la. Ela se manteve firme na posição de que os paramédicos fossem embora o mais rapidamente possível.

Então Guido a ouviu dizer, pela primeira vez, de modo resignado: "É o meu tamanho. É isso. Esse... é o meu... tamanho".

Os socorristas foram embora, junto com o zelador. Em seguida, Marco se despediria também. Eva dizia a Olivia que ela também deveria voltar para sua casa. Olivia respondeu que ficaria mais um pouco. E assim conseguiu, à custa de muita insistência, dormir com Eva naquela noite.

Em algum momento, Guido desconectou a ligação. E chorou. Anna, Giulia e Francesco também choraram. Eles ainda não sabiam o que tinha acontecido com Vó Eva, mas sabiam que não era pouca coisa.

Na sequência, Anna comprou uma passagem para Guido no primeiro voo disponível no dia seguinte. Guido comprovava, na prática, a distância que estava de sua mãe (e de seu pai) num caso de emergência.

Olivia acionaria outro aluno-amigo de Eva para que revezasse com ela até a chegada de Guido. Estava formada a "Equipe Eva".

Eva tinha uma compreensão muito particular acerca de um bocado de coisas. Uma delas, sua casa. Ela era muito ciosa da sua privacidade, do seu espaço. Era famosa por não receber ninguém em seu apartamento. Nem seus namorados, que preferia encontrar num hotel. Nem seus melhores amigos, que gostava de encontrar num espaço neutro, como um café, um cinema ou uma livraria. (Ela também não era muito de visitar as pessoas em suas casas.)

Sua casa era sua toca. O refúgio onde ficava completamente à vontade com seus milhares de livros e DVDs. Os poucos amigos que sabiam onde ela morava combinavam previamente uma passadinha, tocavam seu interfone, e ela descia para um passeio, uma conversa rápida ou um abraço na calçada.

Eva morava havia três décadas no reduto residencial de um bairro antigo. Ao longo desse tempo, foi depurando sua noção de moradia. Sempre buscando, naquelas imediações, apartamentos menores, mais funcionais, que lhe dessem o menor trabalho possível. Parecia muito satisfeita com aquele estúdio, no andar alto de um prédio que lhe oferecia boa posição solar e vista para a orla.

Seu escritório ficava a cinco quadras dali. Eva tinha à sua volta tudo de que precisava: mercearia, supermercado, farmácia (que pouco frequentava), lavanderia (aonde levava suas roupas duas ou três vezes ao mês), o barbeiro onde gostava de aparar o cabelo bem baixinho, sua agência bancária (ela era avessa à tecnologia e transacionava apenas com dinheiro; não usava cartões nem acessava o banco pela internet).

Então, em determinado momento, Guido se deu conta de que sua casa pequena e graciosa tinha sido invadida. Sua intimidade fora pisoteada por gente que, é provável, sequer tinha tido o cuidado de tirar os sapatos ao entrar, hábito que ela cultivava desde sempre. Além de toda a angústia que Eva enfrentava, havia ainda esse desconforto: seu esconderijo havia sido devassado.

Eva no inferno

Guido chegou à casa da mãe no início de uma tarde perfeita, com temperatura e luminosidade que o abraçaram já no desembarque. Pela janela do táxi, foi reencontrando os concretos e os cinzas daquele lugar que conhecia tão bem.

Durante o voo, um termo não lhe saía da cabeça: AVC – acidente vascular cerebral.

Guido havia perguntado a Olivia se ela identificava alguma alteração física em Eva. Olivia relatou que o canto direito da boca de Eva parecia um pouco paralisado e que ela tinha alguns hematomas pelo corpo. Um, especificamente, na testa, parecia indicar uma queda.

Guido tocou a campainha, e o barulho arrastado das chaves girando fez seu coração bater mais forte. A porta se abriu e Eva apareceu vestindo um pijaminha de algodão. Guido a abraçou longamente. Em outras circunstâncias, aquela reconexão física seria motivo de pura alegria, como acontecera tantas vezes. Agora, reencontrar a mãe, sentir novamente o cheiro dos seus cabelos e poder tocar outra vez seu rosto macio, ganhava também o sentido de um resgate – de qualquer que fosse a situação que Eva estivesse enfrentando.

Guido conheceu o amigo da "Equipe Eva" que havia ficado com ela naquela manhã, e que em seguida os deixou. Então Guido ficou a sós com a mãe. Com eles, na sala do apartamentinho, um elemento novo, que ele não conhecia: a fragilidade de Eva.

Ela estava alquebrada. Seus sorrisos deixavam entrever uma expressão constante de dor. Era como se, por baixo de suas feições, houvesse um esgar tensionado, que não se desfazia nunca, e que nenhum semblante que ela tentasse adotar conseguiria esconder.

Eva tinha 74 anos. Nascera numa cidadezinha do interior e saíra da casa dos pais aos 17, fugindo daquela vida pequena, das pressões que o patriarcado impunha a uma menina da sua idade naquele tempo e naquele lugar. Pegara um ônibus e viera para a capital. A partir dali jamais dependeu de quem quer que fosse. Fizera toda a sua vida sozinha.

Vivera o auge dos anos 1960, envolvendo-se com as pautas e paixões daquele período revolucionário. Do feminismo às manifestações libertárias de 1968 em Paris. Do despertar da consciência ecológica à luta contra o racismo. Da resistência ao capitalismo imperialista aos protestos contra a ditadura militar que se instalava no país.

Eva havia morado em uma pensão e trabalhado como lanterninha numa sala de cinema, batalhando na linha da sobrevivência. Aluna exemplar, em poucos anos passaria num concurso para professora do ensino médio.

Eva conhecera Marco no interior e o reencontrara na cidade grande. E, no namoro com ele, engravidou. Teve muitas dúvidas quanto a levar adiante aquela gestação. Tinha 19 anos e queria mudar o mundo. Estava em plena efervescência pessoal, em meio ao processo de descobrir quem desejava ser, e um bebê e o projeto de uma família não estavam em seus planos. Acabou acatando a proposta que Marco lhe fizera: "Tenha a criança; se você depois quiser seguir sua vida, vá; deixe que eu crio".

Guido nasceu e Eva se deixou conquistar pelo rebento. Desde a gravidez, quando passou a se resguardar e a cuidar melhor da própria saúde, foi se apaixonando pelo "bambino", como Marco se referia a Guido. A sanha de lutar pelo que acreditava e as obsessões que a moviam naquele momento foram de algum modo amenizadas pela maternidade.

Por muitos anos, Eva teria de lutar consigo mesma para não cobrar de Guido a conta dessa inflexão que operou em sua vida. Ao lado do amor que sentia pelo filho, muitas vezes se ressentiu por ter se afastado do caminho que sonhara para si. E por ter tido que assumir papéis que jamais havia considerado.

Eva sempre foi uma mulher decidida e forte. Separou-se aos 20 e poucos anos, encarando o estigma social de ser uma mulher "desquitada" – ou "deixada pelo marido", como se dizia à época. Ela seguiria traçando seu caminho de modo independente pela vida. Num tempo em que a maioria das pessoas não apenas estranhava, mas coibia esse tipo de atitude entre as mulheres.

Talvez por conta das asperezas da vida, Eva nunca teve muita "pele". Seu toque não era o mais macio. Era uma pessoa reta, e não sinuosa. Era forte, e não suave. Era uma guerreira – nunca foi uma princesa. Seu gesto era sempre um pouco mais enérgico do que terno. Nos momentos de proximidade física, sempre fugia de uma posição que pudesse conotar passividade ou submissão. Eva abraçava por cima. (Com o tempo, e principalmente com os netos, deixou-se amaciar um pouco.)

Então, era doído para Guido ver aquela gigante com pouco mais de um metro e sessenta de altura tão frágil à sua frente, banhada pelos raios do sol poente que entravam por sua janela, pintando as paredes de sua sala em tons melancólicos de dourado e magenta.

Naquela tarde, Guido e Eva inauguraram uma nova fase em sua relação. Com mais demonstrações de carinho em meio à conexão intelectual que os unia. Com mais emoções emergindo em meio à racionalidade de suas conversas. Com mais mãos dadas e olhares cálidos se interpondo às palavras bem escolhidas.

Guido e Eva assumiam novos papéis. Ele estava ali para cuidar da mãe. Ela, que sempre se doava ao filho e aos netos de modo desmedido, sem jamais aceitar nada em troca, teria que se abrir a essa inversão de funções, por mais que isso lhe fosse desconfortável.

Não havia escolha. Esse novo arranjo era *inelutável* – um dos tantos vocábulos que Eva adorava e que Guido aprendera com ela. Como sabia que essa posição de vulnerabilidade e dependência arranharia muito a mãe, que estimava muito sua autonomia, ele procurava respeitar o espaço dela o mais possível.

Guido e Eva nunca estiveram tão próximos como nos dias que se seguiram.

Guido comprou na papelaria do outro lado da rua alguns pincéis atômicos e bloquinhos de notas autocolantes. E com eles propôs a Eva que tentassem reconstituir o que tinha acontecido.

Com dificuldade, ela foi contando o que lembrava. Tinha trabalhado normalmente até o fim do dia. Trouxe a agenda e mostrou sua última reunião com um orientando: quinta-feira, final da tarde. Esse era também o último registro em sua memória antes de perder a consciência.

Eva tinha começado a atender seus alunos por telefone havia pouco tempo. Por insistência de algumas pessoas que preferiam não ter de se deslocar até o escritório. Ela atendia por ligação normal, sem usar chamadas de vídeo nem qualquer plataforma de reunião virtual.

A resistência de Eva às atualizações tecnológicas fazia com que ainda não tivesse instalado um ponto de internet em casa. Em vez de uma conexão wi-fi particular, ela operava com o celular conectado à rede 3G – usava o aparelho como um telefone fixo, sem jamais levá-lo consigo quando saía.

Em algum momento, talvez naquela mesma noite de quinta, ou no dia seguinte, acordou se sentindo estranha. Ficou na cama, esperando o mal-estar passar. Dormiu de novo. Ao despertar novamente, constatou que ainda não estava bem. Seu lado direito – mão, braço, perna, pé – parecia enfraquecido. Tomou banho. (Eva tomava dois banhos por dia: ao acordar e antes de se deitar.) Esse dia de estranhamento, e de recolhimento, teria acontecido na sexta.

No próximo dia, possivelmente o sábado, Eva teve dificuldade para se servir de comida. (Ela se lembrava de ter conseguido beber água, apenas). Depois do banho, se vestiu para sair. E aí tomou um susto: não conseguiu abrir a porta de casa. Ela tinha duas fechaduras auxiliares, além da principal.

Disse que foi difícil encontrar no molho – seu velho companheiro de fundo de bolso, que ela checava várias vezes ao dia – a chave certa para cada fechadura. Ela olhava, reconhecia as chaves, sabia para que serviam, mas não conseguia lembrar exatamente qual era a sequência de ações que deveria empreender para conseguir sair de casa. Depois, faltou-lhe força na mão para enfiar as chaves e girá-las corretamente.

Foi aí que se desesperou. Percebeu que algo grave tinha lhe acontecido. Algo que ela não sabia o que era, nem quando exatamente tinha ocorrido, mas que não era um mal-estar passageiro. Disse ter tentado abrir a porta por muito tempo, até que desistiu e voltou a se deitar.

No domingo, repetiu o ritual: saiu da cama, tomou seu banho e se pôs a tentar abrir a porta. Não lhe ocorreu ligar para Guido ou contatar qualquer outra pessoa. (Ela não sabia dizer se não lembrou que tinha um celular ou se tinha esquecido como usá-lo.) Também não lhe ocorreu gritar por socorro.

A realidade havia se transformado, para Eva, de uma hora para outra, em uma distopia aterradora. Sua vida nunca mais seria a mesma.

Somente no final do domingo, setenta e duas horas depois do evento brutal que lhe colocara naquela situação, ela conseguiu abrir a porta. Foi quando recorreu ao zelador para falar com Guido.

Guido foi colando os papeizinhos na parede, organizando os eventos na sequência de dias, enquanto Eva os relatava. E o rosto da mãe se iluminou. Aquele painel a ajudava a enxergar e a entender melhor o que havia lhe acontecido. Sobretudo, aquela cronologia lhe devolvia a noção do tempo. Uma conquista importante.

Guido, antes de desfazer a mala, levou a mãe para almoçar. Eva estava pálida. Não se alimentara de quinta até domingo. E desde então também tinha comido pouco, apesar da insistência dos amigos, que nem sempre lhe ofereciam opções alinhadas aos estreitos limites do seu cardápio.

Eva não gostava de comer. Comia porque era necessário, mas não obtinha qualquer prazer nisso. Sempre tivera pouca comida em casa. Se alimentava de leite gelado e frutas, basicamente. (E gostava de café com leite.) Recentemente, tinha incluído uma vitamina em sua dieta, em geral feita com banana, mamão ou abacate – em que acrescentava aveia, para o bom funcionamento do intestino. De resto, tinha na geladeira queijo. Fora dela, mel silvestre. E era isso. Esse menu dificilmente se expandia. Comia pouco e sem muita regra.

Eva estava fraca. Guido caminhava de mãos dadas com ela, devagar, pela rua. A mãe, que sempre andara rápido, com passos curtos e ágeis, agora cansava logo. Já era tarde, mas conseguiram encontrar um restaurante aberto. Entraram, ela se sentou, e Guido passou com dois pratos pelo bufê, privilegiando as coisas que sabia que agradariam mais à mãe: grão-de-bico, favas, tomate, alface, beterraba, brócolis, cenoura.

E, então, à mesa, Guido percebeu que Eva não estava lembrando como usar os talheres. Ela tentou cortar o tomate com o lado cego da faca. Depois, arrumou a comida sobre a faca, para levá-la à boca. Aí olhou para ele, constrangida. Guido a orientou para que invertesse os talheres. Eva então se pôs a juntar uns grãos no lado convexo do garfo. Guido tomou os talheres das mãos da mãe, com toda a delicadeza, e lhe ajudou. Eva tinha os olhos baixos. Guido tinha os seus cheios d'água.

Ao lado de precisar reaprender algumas tarefas do dia a dia, o travamento da fala era a consequência mais marcante do que tinha acontecido com Eva. Conversar com ela se tornara um jogo de adivinhação. Para achar uma palavra, Eva com frequência tinha que dar uma volta enorme, buscando explicar o que queria dizer com outras palavras de que também não conseguia se lembrar.

Um exercício exaustivo para ela – e que também exigia um bocado do interlocutor. Era preciso se adaptar a um outro ritmo de conversa. E lidar com o fato de que havia informações que simplesmente não viriam à tona, coisas que ela simplesmente não conseguiria dizer ou compreender.

Guido foi aprendendo a falar mais devagar. Escandindo bem as palavras, pronunciando as sílabas do modo mais claro e ritmado possível. Ele passou também a tentar encurtar as frases. E simplificar as ideias.

Essa redução era muito cruel com ela, amiga do pensamento complexo. Eva direcionara sua vida havia muitos anos para o território das ideias sofisticadas. Ela adorava enfrentar os textos mais desafiadores da filosofia. Ter de comprimir uma noção ou uma sentença para que a mãe pudesse compreendê-la com mais facilidade era um disparate que destruía Guido por dentro.

Mesmo assim, Eva não entendia tudo o que o filho dizia. Operava por pegar o sentido geral da sua fala. Era como se não pudessem mais contar com as palavras para o transporte daquilo que queriam dizer um ao outro.

Logo ela, que sempre fora reverente ao léxico. Apaixonada pelas palavras e preciosista no seu uso. Exigente quanto ao escopo exato de cada conceito; uma estudiosa da filologia, da etimologia e da semântica embutidas em cada termo.

Logo ela, rigorosa na compreensão dos significados, encantada com as várias camadas de sentidos, tendo nas frases bem construídas o seu prato predileto.

Logo ela, que mimetizava o estilo caudaloso e hermético dos pensadores franceses que amava, e que também buscava para si o estilo seco e curto dos poetas concretos e modernistas.

Eva tinha agora de se contentar com a absorção parcial e imprecisa do que lhe era dito. E com o desaparecimento de boa parte do seu vocabulário. (Ela não conseguia se lembrar do nome das frutas que gostava de bater com leite.)

Eva repetiria muitas vezes que entendia tudo, que tinha tudo claro dentro de sua cabeça, e que apenas não conseguia se expressar como antes. Guido ouvia, balançando a cabeça, afirmativamente. Aquilo era verdade, em grande medida. Eva estava plenamente cônscia. Inclusive da tragédia da sua situação. E ela estava correta em reafirmá-lo sempre, para que as pessoas não confundissem seu problema para *falar* com um problema para *discernir*, sua dificuldade para *compreender* com uma dificuldade para *decidir*.

Mas Guido se perguntava se seria possível afirmar que a cognição da mãe estava cem por cento intacta. Porque, ao não conseguir acessar a linguagem, talvez a pessoa também deixasse de acessar parte do conhecimento que ela representa. Parecia factível ter plena compreensão de algo cujo nome nos escapa ou não conseguimos pronunciar. Mas a linguagem parecia servir também para organizar os saberes, não apenas para nomeá-los. Em alguma medida, as palavras são ferramentas que nos permitem conhecer as coisas – compreendê-las, criticá-las, catalogá-las, compará-las –, e não apenas expressá-las.

Eis o que Guido se perguntava: até que ponto era possível pensar *sem* palavras? Até que ponto a linguagem era matéria-prima para a própria construção do raciocínio, e não apenas um veículo para comunicar um raciocínio ao mundo externo?

Com o tempo, Eva passaria simplesmente a desistir de dizer algumas coisas. Assim como às vezes abria mão de entender determinada informação que estava à sua frente. Outras vezes ela parava e dizia: "Espera... agora estou misturando". Como se na construção do seu pensamento de repente surgisse uma ideia alienígena que nada tinha a ver com aquela formulação.

Quando Guido parava para pensar no quanto tudo isso era desesperador para ela, quando se colocava em seu lugar e calculava o tremendo esforço físico e mental que a mãe precisava fazer para acessar termos outrora óbvios, ou para garimpar palavras que antes lhe surgiam automaticamente, de modo a conseguir dizer ou compreender coisas simples, num diálogo corriqueiro, sentia um calafrio de terror.

Eva tinha um hematoma na testa, sobre o olho esquerdo, já bem reabsorvido, e alguns outros roxos pelo corpo. Guido finalmente disse a ela que imaginava que tivesse tido um AVC e sofrido uma queda. E disse que eles tinham de ir ao médico.

Eva resistiu. Disse que não havia nada que pudesse ser feito. Guido rebateu que eles precisavam ao menos saber ao certo o que tinha lhe acontecido, mesmo que ela decidisse não fazer nada a respeito. Ela então aquiesceu.

Eva sempre teve muita reserva com médicos. Era libertária e batia de frente com qualquer sistema de poder que enxergasse atuando pelo controle dos indivíduos e pelo cerceamento de sua autonomia. Então assumia uma postura de resistência ao funcionamento do aparato médico-farmacêutico-hospitalar, que colocava homens e mulheres de jaleco branco num pedestal intocável, como donos absolutos do cânone clínico; como proprietários de informações técnicas e industriais tão inacessíveis aos reles mortais quanto os interesses econômicos por trás delas; como seres supra-humanos com poder de decisão sobre a vida – e o estilo e a qualidade de vida – das pessoas.

Eva se rebelava contra a arrogância de muitos médicos que se espraiavam nessa posição todo-poderosa. E contra uma indústria bilionária que tratava a doença como protagonista e o indivíduo como coadjuvante, em uma orquestração que por vezes parecia buscar muito mais o giro de produtos e serviços do que o bem-estar humano.

Eva também era muito crítica em relação à psiquiatria, à qual atribuía a medicalização da vida, a transformação das emoções humanas num catálogo de síndromes e transtornos concebidos para serem tratados com remédios de grosso calibre – num manejo, com drogas de tarja preta, das dores de viver, das angústias existenciais, das contradições inerentes ao comportamento humano.

Se diante da psicanálise Eva se arrepiava com o tanto de aleatório e de arbitrário (e também de ficcional e inútil) que havia nas interpretações ("interpretaços", como ela dizia) e com os parâmetros moralistas e misóginos que se apresentavam para encaixotar as pessoas em rígidas estruturas de comportamento, diante da psiquiatria ela se debatia contra o que considerava a institucionalização do indivíduo, a raspagem química das suas idiossincrasias, a amputação medicamentosa das diferenças que tornam cada pessoa única, em nome da noção de um estado de "normalidade" com viés altamente conservador e reducionista em relação às infinitas possibilidades do ser humano.

Mas a bronca de Eva com a medicina também tinha um aspecto megalômano. Ela nutria a certeza íntima e irracional de que nada de mais sério jamais lhe aconteceria. De que seus hábitos – comer pouco, caminhar todo dia, dormir bastante, não beber nem fumar – iriam lhe garantir a saúde eterna. Ou, ao menos, uma boa condição até o momento de morrer, evento que ela presumia que lhe viria de modo natural, tardio, rápido e indolor.

Talvez, como parte da geração dos anos 1960, que estabeleceu a juventude como um valor, Eva acreditasse que era possível ser jovem para sempre. Ou que o frescor das ideias pudesse lhe garantir, por extensão, o viço do cérebro – e do corpo.

No dia seguinte à sua chegada, Guido buscou o melhor neurologista especializado em AVC. Ele descreveu a situação e Victor concordou em recebê-los no outro dia de manhã. Na consulta, relataram ao médico os principais sintomas de Eva e compartilharam com ele a reconstituição dos dias desde o evento.

Victor examinou Eva e disse que tudo levava a crer que se tratava mesmo de um acidente vascular cerebral. Parecia claro que o AVC tinha atingido a região da linguagem e da fala, provocando um quadro de afasia. O médico disse que o tempo era muito importante no tratamento de um AVC. Quanto mais cedo a pessoa recebesse atendimento, melhor. Victor se referia a um tempo contado em minutos ou, no máximo, horas depois do acidente. Ao final daquele dia, o AVC de Eva completaria uma semana.

Victor pediu a Eva que fosse imediatamente ao hospital fazer exames. Ele tinha trinta anos de prática médica. Havia montado a área de atendimento para emergências vasculares de um dos principais hospitais do país. Ligou para lá e avisou a equipe que Eva chegaria em seguida. Guido e a mãe ficaram até a noite, pulando de sala em sala, de máquina em máquina.

Eva considerou os profissionais "hor-ro-ro-sos". (Comentário que Guido colou no mural da sala.) Um jovem médico, talvez confundindo sua afasia com surdez, falou com ela aos berros, a centímetros do seu rosto. Assim que ouviu os gritos vindo por trás da cortina, Guido encostou ao lado do médico e disse: "Doutor, ela está escutando você bem e entendendo perfeitamente o que está sendo dito". O rapaz então passou a tratá-la com mais delicadeza.

Eva também voltaria para casa com um enorme hematoma no braço, mercê da imperícia de uma enfermeira na segunda retirada de sangue – haviam esquecido de recolher uma das ampolas requeridas para o exame na primeira vez que a furaram.

Eva estava tão pálida que outra enfermeira, ao passar pelo corredor com um carrinho de suprimentos, enquanto ela e Guido esperavam pelos resultados, parou e lhe ofereceu um suco de laranja.

No fim da noite, já tendo analisado os exames de modo remoto, Victor enviou uma mensagem ao celular de Guido dizendo que o AVC tinha sido "extenso". Na manhã seguinte, em seu consultório, ele ampliaria as imagens na tela do computador para mostrar a ambos que o acidente afetara uma área considerável do lado esquerdo do cérebro de Eva – daí a perda de força do lado direito – e tinha atingido a região da linguagem e da fala: o quadro de afasia estava confirmado.

O AVC tinha sido tanto isquêmico quanto hemorrágico. Um coágulo subira para o cérebro e obstruíra uma artéria. Em seguida, esse vaso arrebentou, gerando um derramamento de sangue na caixa craniana.

Quando um coágulo interrompe o fluxo de sangue – e de oxigênio – no cérebro, ele queima todo o circuito que está adiante daquele ponto. Todos os neurônios dali para frente morrem. O mesmo acontece com os neurônios das regiões atingidas pelo sangue em uma hemorragia. Esse tecido nervoso não se reconstitui.

Victor disse que o acidente tinha sido *distal* – o coágulo viajara cérebro adentro antes de obstruir o vaso. Se ele tivesse sido *proximal* (mais perto da entrada do cérebro), uma área ainda maior teria sido desligada e Eva provavelmente estaria morta.

Guido explicou a Victor o perfil de sua mãe, suas crenças e seus incômodos. E o médico foi muito compreensivo e acolhedor. Reconheceu a posição de Eva, como pensadora e acadêmica, de que o sofrimento humano não deveria ser tratado com um porrete químico, mas amparado e trabalhado de acordo com as questões específicas de cada indivíduo.

Eva e Guido fizeram um pacto com Victor: no que se referia a ela, não haveria hospitalização nem substâncias que alterassem seu humor, sua consciência ou sua percepção. Victor tinha recomendado internação imediata, para acompanhamento do quadro em tempo integral. E tinha ponderado que, como a dor de Eva não advinha de um comportamento que pudesse ser alterado, ele poderia reduzir muito da sua angústia com a prescrição de um antidepressivo.

Aqueles eram princípios inegociáveis para Eva. Permanecer em sua casa, não se exilar de sua própria vida. Perseverar em seu espaço individual, não se deixar institucionalizar. E não fazer uso de psicoativos que a transformassem em alguém que ela não era.

Eva via os medicamentos em geral, mas especialmente as substâncias com atuação direta no sistema nervoso central, que alteram as funções cerebrais, como elementos que aprisionavam a pessoa, em vez de libertá-la. Como se eles fossem piores do que a doença – ou, em muitos casos, a própria doença.

Victor disse que havia espaço para esperança: o cérebro de Eva ainda estava muito machucado pela lesão, havia muito sangue a ser reabsorvido, então era preciso esperar de três a seis meses para entender que capacidades poderiam ser recuperadas. Somente ao final desse período seria possível conhecer o tamanho final da cicatriz na massa encefálica, e o quanto as demais regiões do cérebro conseguiriam assumir as funções da área atingida pelo AVC – os neurônios ativos buscam se adaptar para realizar as tarefas dos neurônios mortos.

Depois da consulta, Guido e Eva foram almoçar. Guido estava começando a expressar sua alegria com as chances de melhora aventadas por Victor quando Eva, à frente de uma xícara de café com leite, no início daquela tarde de sexta, disse ao filho que não queria o tratamento. Desejava morrer.

No mosaico de notas autocolantes, na sala de casa, havia um registro do sentimento dela já no primeiro dia depois do acidente: "Viver assim não vale a pena". Ela pedira a Guido que acrescentasse também outra frase à parede: "Não quero viver assim".

Essa talvez fosse, desde sempre, a saída embutida no planejamento de Eva, que não tinha plano de saúde nem qualquer estratégia para administrar a própria velhice. Essa era a peça que Guido não estava enxergando no tabuleiro da mãe. (Ou que ele não estava querendo enxergar, porque ela já havia apresentado essa ideia algumas vezes.) Num cenário incapacitante, por idade ou doença, quando não fosse mais possível ir adiante sozinha, dentro dos limites que ela considerava dignos, Eva encerraria sua existência.

Guido argumentou que ela tinha sofrido um acidente grave. Um tiro na cabeça, disparado a esmo pelo seu coração, que atingira em cheio seu lobo temporal esquerdo. Numa outra metáfora, disse que era como se ela tivesse sido atropelada. Naquele momento, a fratura estava exposta. A dor era insuportável. Mas o sofrimento não permaneceria assim para sempre. A ferida sararia, o osso calcificaria. Era possível que sua "perna" nunca mais voltasse a ser a mesma. Mas era muito cedo para tomar uma decisão. Ela deveria escolher o que fazer levando em consideração o quadro ao final do período de recuperação, e não o que estava sentindo naquele momento.

Como Eva hesitasse em seguir pelo caminho da neurologia, Guido pediu que ela desse a *ele* aqueles seis meses. Um pedido direto, pessoal, do seu filho. Que acreditasse em Victor, que aceitasse o que a medicina tivesse a lhe oferecer. Depois disso, a decisão seria dela. E ele estaria do seu lado, incondicionalmente.

Eva vestia um blazer azul. Estava particularmente elegante naquela tarde ensolarada. Guido pegou um sachê de açúcar da mesa e o colocou em seu bolso. Disse que se ela decidisse tirá-lo do paletó, dali a seis meses, ou em qualquer outro momento antes ou depois daquele prazo, quando sua existência se tornasse inaceitável, ele estaria ali para apoiá-la em sua decisão. Ela estava no controle. Não Victor, nem ele. *Ela*.

Dois anos antes, Eva procurara um médico. Estava se cansando com muita facilidade, ficava exausta ao subir um lance de escadas. Não contou a Guido.

Depois de muitos anos sem entrar num consultório nem fazer um check-up, Eva visitou um cardiologista. Dessa visita, Guido ficara sabendo. Um quadro de hipertensão fora identificado. Eva chegou a comprar um aparelho para medir a pressão em casa.

O que Eva não disse ao filho é que tinha também sido diagnosticada com arritmia. E que os exames tinham revelado cardiomegalia – um aumento no tamanho do coração que costuma indicar insuficiência cardíaca.

Eva recebera do cardiologista a prescrição de três remédios: um para controlar a pressão, outro para regular o ritmo dos batimentos cardíacos e um anticoagulante. Aparentemente, em algum momento, em sua determinação em não adotar o uso crônico de medicamentos em sua vida, ela deixou de seguir a orientação médica. E, ao que parece, parou de tomar o anticoagulante.

Ao contemplar esses exames, Victor disse que tinha ali todos os elementos para supor, com grande grau de certeza, que o coágulo que estilhaçara o cérebro de Eva havia sido gerado a partir do seu quadro cardíaco. E completou, apertando os olhos, quando soube que ela havia relaxado o uso dos remédios: "O que mais me dói é que essa prescrição foi muito bem-feita".

"Eu sempre fui descuidada com minha saúde", Eva diria algumas vezes, no decorrer de suas conversas a sós com o filho. Guido se mantinha em silêncio diante dessa afirmação da mãe. Já não faria bem algum, a ninguém, que ele tecesse qualquer comentário a respeito disso.

Guido e Eva estabeleceram uma rotina de encontros semanais com Victor. Toda quarta ela fazia uma tomografia, para monitorar a recuperação da lesão, e no dia seguinte eles iam à consulta para discutir as perspectivas com o médico.

Victor ia conhecendo Eva melhor. E parecia se afeiçoar a ela. Ao seu trabalho como filósofa — em seus grupos particulares de estudo, Eva discutia o quanto cada pessoa podia pagar, para só então definir o preço do acompanhamento. Victor simpatizava com seu ideário de esquerda, de revolucionária sessentista. "Pode parecer estranho", disse ele em determinada consulta, fazendo referência, talvez, ao seu consultório e aos seus honorários, "mas eu também sou um pouco comunista".

(Em seguida, Victor diria a Guido que, se a frequência de consultas particulares estivesse pesando no orçamento, ele abriria mão de sua remuneração, no todo ou em parte, e que o importante era que seguissem com o tratamento.)

Victor demonstrava interesse e respeito pelos estudos e pela produção acadêmica de Eva — e também por seu repertório literário. Quis saber mais sobre Cortázar, uma das paixões dela. Um dia, ao constatar a vastidão do seu sofrimento, e, talvez, ao compreender melhor o desespero que ela sentia diante de tudo que lhe fora arrancado com o acidente, Victor, que passava a maior parte das consultas segurando as mãos de Eva, chorou por trás dos óculos de grandes lentes quadradas. "Que cabeça, que pessoa", disse, com a voz embargada. "Eu não sou de ferro."

Victor receitou um remédio para arritmia e um anticonvulsivante — como o cérebro de Eva estava muito irritado, havia risco de uma pane elétrica. Ele precisava incluir também um anticoagulante para evitar a formação de novos trombos, mas como ainda havia muito sangue no cérebro, teve de retardar essa prescrição.

Em qualquer das hipóteses, havia risco. De um lado, *sem* o anticoagulante, a possibilidade de um novo trombo e uma nova isquemia; de outro, *com* o anticoagulante, a chance de uma nova hemorragia. Victor chegou a consultar um colega em outro país para discutir o caso e acabou optando pelo menor dos riscos: segurou o medicamento por algumas semanas.

Em seguida, ele incluiria dois medicamentos para auxiliar na recuperação das funções cerebrais. Eva sentiu-se mal e os rejeitou imediatamente. (Além disso, encontrou as palavras "Alzheimer" e "demência" nas bulas, que fazia questão de esquadrinhar do início ao fim, linha por linha.)

Victor também planejava utilizar, mais para a frente, um tratamento com estimulação do cérebro por ondas magnéticas. Guido sabia que isso tinha chances muito baixas de acontecer.

Uma vez, em família, numa conversa à mesa de jantar, um dos netos perguntou a Eva: "De qual parte do seu corpo você mais gosta?". E ela respondeu que só tinha apreço mesmo pelo seu "quilo e meio de massa cinzenta". Os medicamentos buliam justamente com a única coisa que ela fazia questão de resguardar de qualquer ingerência externa. No entanto, aquele tratamento só estava sendo proposto porque seu cérebro já tinha sido profanado.

Em seguida, o anticoagulante seria incluído na prescrição, formando o trio de remédios do qual Eva não poderia abrir mão. Uma rotina que ela detestava, mas que passou a seguir à risca. Ao todo, eram oito comprimidos por dia. Um suplício para ela. Alguns efeitos colaterais começaram a aflorar. Eva se tornou irritadiça. E se sentia muito cansada, especialmente ao fim do dia.

É possível que ela estivesse autossugestionada a desgostar de qualquer medicamento. Mas Guido sabia que, em grande medida, aquelas drogas eram pesadas mesmo, e implicavam reações adversas que pareciam confirmar todos os receios que a mãe guardava a respeito do uso continuado de substâncias químicas.

Com enorme dificuldade para ler, Eva se impunha sessões excruciantes, que duravam dias, em que escrutinava, palavra por palavra, as informações técnicas referentes a cada um dos medicamentos. Quando topou com "epilepsia" na descrição do anticonvulsivante, ficou muito nervosa. Considerou-se traída por Victor, que não teria lhe dito nada a respeito. Ela provavelmente tinha entendido que aquele seria um efeito colateral do medicamento. Guido precisou lhe dizer que, ao contrário, a indicação do remédio era para evitar convulsões. E que Victor tinha, sim, explicado isso, embora não tivesse usado a palavra "epilepsia".

Eva ia mostrando a Guido, um item por vez, como a lista de reações adversas daquelas drogas constituía um painel de horrores. O medicamento para prevenir convulsões, por exemplo, tinha entre seus efeitos colaterais... convulsões. Além disso, ela identificava naquelas letras miúdas, com as quais digladiava tardes a fio, vários dos sintomas de que padecia: fadiga e fraqueza muscular, irritabilidade, coceira na pele e formigamento nas extremidades, inflamação da mucosa nasal. (Seu nariz não parava de escorrer. Com frequência, ela interrompia a construção de uma frase, dizendo "ranho", e corria ao banheiro para assoar o nariz. Voltava de lá envergonhada, e sentindo nojo de si mesma.)

Com isso, Eva ia se sentindo cada vez mais insegura. Tanto em relação ao que os outros lhe revelavam ou lhe escondiam (exceto pela confiança que depositava em Guido, e que o filho faria absoluta questão de não trair em momento algum) quanto em relação à sua própria capacidade de se movimentar entre as informações que lhe eram passadas.

Em determinado momento, Victor tentou introduzir um remédio para manter a hipertensão arterial de Eva sob controle. Seria o quarto elemento do coquetel. E ela reagiu mal. Disse que seus batimentos caíam e que ficava com as extremidades do corpo geladas. Victor descontinuou a droga, mediante o compromisso de que ela verificasse a pressão em casa todos os dias.

A esse mal-estar diário, a essa esgrima extenuante com a medicina, somava-se um quadro que Eva reportou logo nos primeiros dias: a falta de paladar. Depois do acidente, ela perdera grande parte da sua capacidade de sentir cheiros e gostos. Victor disse que nunca tinha ouvido um relato assim – anosmia ou ageusia como uma consequência direta do AVC. Mas não descartava que a região do cérebro responsável por esses sentidos pudesse ter sido de algum modo atingida pelo acidente.

(Além disso, a bula do anticonvulsivante, como Eva garimpou, grafava quadros correlatos: anorexia e perda de peso.)

O ato de comer virara em definitivo um martírio para Eva. A ingestão de alimentos, e mesmo de água, variava do insosso ao nauseante. E ela começou a emagrecer.

A visão periférica de Eva também tinha sofrido com o AVC, especialmente no olho direito. Às vezes, gesticulando à frente de Guido, ela batia com a mão no rosto do filho, sem perceber.

Eva estava para trocar seus óculos havia um tempo – mais um dos cuidados com a saúde que ela postergava. Victor sugeriu que ela esperasse algumas semanas para procurar ajuda, porque sua visão poderia mudar à medida que o cérebro desinchasse.

Em determinado momento, Eva fez os exames oftalmológicos e obteve uma nova prescrição. Ela tinha duas armações novinhas, guardadas na gaveta, bem como uma receita que não tinha chegado a aviar e que já tinha caducado. Eva disse que usaria imediatamente uma daquelas armações – das quais se orgulhava, porque eram "produtos bons". Guido sugeriu que guardasse a outra para produzir novos óculos mais adiante, quando seu cérebro já estivesse totalmente recuperado. Ele buscava estabelecer com ela combinados que contemplassem o futuro.

Victor também recomendou com ênfase que Eva começasse um tratamento fonoaudiológico. Disse que os primeiros seis meses eram muito importantes para estimular o cérebro a produzir novas sinapses, na medida em que o edema fosse sendo reabsorvido.

Era mais uma tarefa que Guido incluía no trato de seis meses que fizera com a mãe. Mais um item que o deixava esperançoso – e mais um compromisso médico que Eva assumia a contragosto.

Claudia, a fonoaudióloga indicada por Victor, era especialista em afasia, e foi muito delicada com Eva. No primeiro encontro, aplicou um teste que incluía a análise de figuras. Guido percebeu a irritação da mãe, que tinha bronca antiga com testes psicométricos – que, segundo ela, produziam diagnósticos tão definitivos quanto impessoais e generalizantes sobre o comportamento e as capacidades do indivíduo. Como se todas as pessoas fossem iguais e pudessem ser medidas e catalogadas a partir da mesma régua fria – quem definia o jeito *certo* e o jeito *errado* de interpretar aquelas figuras desenhadas no papel?

Claudia, no entanto, seguia um protocolo internacional para acessar a capacidade de cognição, de compreensão da linguagem e de expressão oral e escrita da pessoa em sua primeira visita. Não havia nenhum diagnóstico psicológico atrelado àqueles testes.

Os resultados apontaram Afasia de Wernicke. Claudia disse que era como se Eva estivesse, na maior parte do tempo, ouvindo uma língua desconhecida, uma massa sonora da qual conseguia compreender apenas algumas palavras. Guido ficou imaginando como seria acordar no dia seguinte com toda a sua vida acontecendo dentro de um filme falado num dialeto do qual somente aqui e ali ele conseguisse pescar um termo inteligível.

Os testes mostraram que Eva conseguia ler palavras, mas sofria com as frases. Conseguia compreender os termos que lia, mas era difícil dizê-los em voz alta. Na escrita, tinha dificuldade em registrar o próprio nome no papel e também em copiar palavras – a grafia das letras lhe era penosa.

No convívio com a mãe, Guido já tinha percebido sua dificuldade com nomes. De pessoas, de lugares, de coisas. De alguns, Eva simplesmente não conseguia se lembrar. Ele a acompanhava numa longa busca de referências até que ela chegasse ao que estava desejando nominar – Eva precisava descrever o que queria dizer, diante da enorme dificuldade de simplesmente dizê-lo, o que multiplicava seu esforço. E ela não conseguia armazenar essas conquistas: se precisasse repetir o que acabara de dizer, a palavra voltaria a faltar em sua mente.

Havia nomes que lhe ocorriam, mas que ela tinha muita dificuldade em pronunciar; inclusive os de alguns amigos próximos, o que a exasperava. Muitas vezes ela utilizava termos substitutos para se referir à pessoa, ao lugar ou à coisa que estava tentando mencionar. O que exigia atenção redobrada do interlocutor.

Números também eram difíceis para ela. Tinha boa noção do tempo, especialmente se olhasse para os ponteiros em um relógio analógico. (No visor digital era mais complicado.) Mas trocava o nome das horas. Conseguia se orientar bem entre os dias da semana, mas não tinha a mesma clareza ao olhar para um período maior de tempo, no futuro ou no passado.

Do mesmo modo, dinheiro era um território nebuloso. Os valores haviam se tornado fugidios. Tinha noção de caro e barato, mas em geral não conseguia referir um número corretamente. Lia e escrevia algarismos com muita dificuldade. E não conseguia fazer contas, nem mesmo uma operação básica de adição ou subtração.

Como Eva mantinha viva sua vontade de aprender, às vezes se desafiava com unidades pequenas, do dia a dia – mostrava um número com os dedos, pronunciava um número diferente, e com frequência nenhum dos dois se referia ao valor correto em questão.

Volta e meia, numa conversa, Eva perguntava: "É isso mesmo que eu estou dizendo?". Ela nunca tinha certeza de que o interlocutor estava entendendo o que dizia. E, o que era ainda mais desesperador, muitas vezes ela mesma não tinha certeza de estar dizendo aquilo que estava pensando dizer. Como se não estivesse se ouvindo.

Guido buscava sempre deixar claro que compreendia o que ela estava dizendo. Da mesma forma, pedia sempre para ela repetir o que tivesse ficado confuso. Para que Eva ao menos não sofresse a agonia adicional de nunca saber se sua fala estava fazendo algum sentido. Guido também foi desenvolvendo a capacidade de explicar a ela o que estava sendo dito ao redor. Foi se estabelecendo como um tradutor da fala das pessoas para uma versão da língua que Eva compreendesse melhor.

Claudia disse que dois fatores seriam fundamentais no tratamento: paciência e persistência. (Guido colou essas duas palavras na parede da sala.) Claudia disse ainda que Eva tinha a seu favor a intensa atividade intelectual a que se dedicara ao longo de décadas. Comparou seu cérebro ao corpo de um atleta de alto nível, um órgão "musculoso", acostumado a performar mais conexões do que a média. Isso aumentava muito suas chances de melhora.

Victor havia dito a Eva que o *Homo sapiens* sobreviveu porque conseguira se adaptar às mudanças drásticas que aconteceram em seu ambiente, enquanto as mesmas adversidades haviam varrido do planeta outros hominídeos, como os Neandertais. Era uma reverência dele ao arcabouço intelectual de Eva. Ao mesmo tempo, ele deixava claro que a vida tinha mudado. Por mais que a recuperação fosse possível em alguma medida, as coisas não voltariam a ser como antes.

Eva teria que se adaptar. A existência que ela montara milimetricamente para si ao longo das últimas décadas – um estilo de vida carpido à perfeição para contemplar seus desejos e peculiaridades – tinha ficado para trás.

Aos 74, Eva teria que aceitar ser outra pessoa.

A imensa dor de sobreviver à própria morte

Sem saber o que esperar quando tomou o avião para acudir a mãe, Guido estimou sua volta para casa em dez dias. Acabou ficando seis semanas, totalmente dedicado a Eva – e ao pai, que reencontrou debilitado.

Marco estava começando a apresentar sinais de senilidade. Com cada vez mais frequência, Guido encontrava o pai prostrado numa poltrona em frente à TV, com o olhar distante. Marco estava começando a confundir algumas coisas e a esquecer outras.

Ao longo daqueles dias, Guido dedicou boa parte do seu tempo a ajudar Marco a organizar sua vida, reforçando sua rede de apoio e resolvendo pendências que foi encontrando pelo caminho, inclusive algumas questões médicas importantes, que estavam represadas.

Nada daquilo tinha se apresentado com a devida clareza a Guido até aquele momento. Nem em suas últimas visitas, nem nas conversas com o pai ao telefone. Marco omitira bem seu declínio, ou ele já estava explícito e Guido não o percebera? A decadência tinha se acelerado nos últimos meses? De todo modo, Guido notou que Marco se sentiu amparado – seu filho estava presente. Isso pareceu revigorá-lo um pouco.

Ao longo de muitos dias, Guido engatou uma jornada dupla de trabalho que ia das oito da manhã às dez da noite, dividindo-se entre as casas da mãe e do pai, com longas listas de providências e compromissos debaixo do braço. Ele vivia um fenômeno que será cada vez mais comum, com a diminuição do tamanho das famílias: um filho único que precisa se desdobrar para cuidar sozinho da mãe e do pai que envelhecem ou adoecem.

Em momentos de crise, a reação de Guido era sempre incorporar um eficaz resolvedor de problemas. Quanto maior a emergência, mais rapidamente ele se transformava num trator. Era seu jeito de cuidar, de demonstrar amor – de modo prático, tomando decisões, carregando pedras. Mas isso era também uma forma de se proteger. Enquanto as pessoas se desesperavam – ou simplesmente se permitiam *sentir* o que estava acontecendo –, Guido se blindava naquele papel de resistir à ventania e de buscar solução para todos os problemas. De fato, acabava resolvendo muita coisa – ao mesmo tempo que deixava um bocado de si pelo caminho.

Naquela temporada com os pais, Guido acabou negligenciando as próprias emoções – como se assim pudesse se manter externo ao furacão. Em determinado momento, Anna exigiu que ele fosse medir a pressão. E ela estava batendo em 14 por 9.

Guido tinha uma meta íntima: que Eva pudesse voltar a ler. Não tinha expectativa de que ela voltasse a estudar Nietzsche ou Spinoza em francês – idioma que ela conhecia bem –, mas imaginava que, se conseguisse ler os poetas que amava, ou os livros-reportagem que a instigavam, isso lhe emprestaria uma razão para viver.

Da mesma forma, sonhava que ela pudesse voltar a assistir filmes. Talvez não fosse mais produzir os ensaios em que analisava as obras cinematográficas a partir de referências históricas, políticas e filosóficas, mas, se voltasse a fruir cinema, entendendo a fala dos atores, conseguindo ler as legendas, isso equivaleria a garantir sua subsistência pelo resto da vida – afinal, era disso que ela se alimentava.

Esse parecia ser um desejo possível: que Eva se recuperasse a ponto de poder dedicar seus dias ao lazer com seus livros e filmes. Uma aposentadoria digna – hipótese que ela talvez conseguisse aceitar. (Eva tinha uma vida frugal. Suas reservas, bem administradas, com o complemento de uma possível pensão por invalidez, permitiriam que vivesse sem sobressaltos dali para a frente.)

O que parecia muito difícil é que Eva voltasse a trabalhar. Sua atuação como filósofa, da produção acadêmica à orientação de teses, da revisão de textos e tradução de livros aos grupos de estudo que conduzia, tudo isso requeria uma sofisticação de raciocínio, uma acuidade na leitura, na escrita e na fala, uma profundidade de análise e de explanação, uma delicadeza na compreensão das nuances e sutilezas, uma capacidade de abstração, de debate e de atualização aparentemente irrecuperáveis.

Eva, mais do que ninguém, tinha consciência disso. Quando ela disse "A-ca-bou. A-ca-bou!", ao telefone, naquela noite de domingo, era a isso que estava se referindo.

Uma das primeiras coisas que Guido fez, a pedido de Eva, foi fechar seu escritório. Se, no futuro, ela pudesse retomar suas atividades, eles alugariam outra sala.

Quando entrou no espaço de estudos e de trabalho criado pela mãe, e a reconheceu ali dentro, em cada pequeno objeto, e percebeu o quanto aquilo constituía a obra da sua vida, que ela construíra com apreço e dedicação ao longo de três décadas, Guido chorou.

Nada traduzia tanto sua mãe quanto aquele lugar de encontros, trocas e conversas. Nem mesmo sua casa expressava tanto quem ela era. Do mural no pequeno hall de entrada, com recortes de artigos recentes, aos livros que lotavam a estante. Das milhares de páginas de anotações organizadas em centenas de pastas plásticas aos delicados bibelôs sobre a escrivaninha abarrotada – presentes que ela recebia dos seus alunos-amigos. Dos quadros de Dalí e de Escher na parede à simplicidade dos móveis, perfumados com o cheiro de limpeza que sempre caracterizou os lugares habitados por ela.

Eva tinha uma produção artística. Já fizera delicadas esculturas com *biscuit*. Durante um tempo, esculpira em sabonetes, com um canivete. Nos últimos anos, produzira colagens muito bonitas, com imagens que garimpava em publicações e materiais impressos. Assim, desenvolvera duas coleções de mosaicos – retratos com rostos desconstruídos e quadros com montagens surrealistas – que resultavam em pôsteres surpreendentes e provocativos.

Eva tinha uma habilidade manual incomum, da caligrafia desenhada à marcenaria com a qual confeccionava boa parte dos seus móveis. Tinha muito capricho no acabamento do que quer que se dedicasse a construir. Tinha prazer de produzir com as próprias mãos, recusando as ofertas de mercado. Seu artesanato era também um manifesto anti-industrial.

Com a ajuda da "Equipe Eva", Guido distribuiu alguns dos trabalhos da mãe aos amigos mais próximos. E conseguiu vender a uma livraria os cerca de mil livros que Eva guardava no escritório – uma espécie de segunda biblioteca, tributária dos dois mil livros que ela mantinha em casa. Guido se consolava com a ideia de que aquelas obras seguiriam seu caminho pelo mundo.

O resto – mobiliário, eletroeletrônicos, ar-condicionado – ficou na sala para ser doado à caridade pela imobiliária, que foi muito prestativa no encerramento daquele contrato de quase trinta anos. Guido ia descobrindo o quanto Eva era querida por quem se relacionava com ela.

Talvez as peculiaridades da mãe pudessem causar alguma estranheza num primeiro momento, mas essas mesmas obsessões – como fazer questão de estabelecer relações próximas e analógicas com as pessoas – também angariavam muita simpatia.

Guido ia resolvendo as coisas rápido porque corria contra o tempo – estava longe dos filhos, apartado do seu dia a dia. Mas também porque era assim que sabia fazer. Ao mesmo tempo, tinha muito cuidado antes de executar cada ação solicitada por Eva. Discutia com ela cada etapa do processo. Porque desmontar a rotina de sua mãe estava muito longe de ser apenas uma série de tarefas. Fechar seu escritório jamais seria só uma pendência – tratava-se do desligamento de uma parte fundamental da vida da mãe.

Eva ficava agradecida. Eram preocupações que ela tinha – e os encaminhamentos de Guido a aliviavam desse peso. Mas ela também ficava triste. Chorou quando se deu conta de que o escritório deixaria de existir. De que nunca mais teria contato com tudo o que ficara lá dentro – e não se referia às coisas, que eram dela, mas às histórias e às experiências, que eram *ela*.

Como faria muitas vezes a partir dali, tratava de enxugar rapidamente as lágrimas e dizer, para si mesma e para Guido: "Mas é isso, não tem jeito". No dia em que devolveram as chaves do escritório, ela disse, emocionada (enquanto assoava o nariz, reclamando da incontinência nasal que associava ao "maldito" anticonvulsivante), que sabia que não poderia mais trabalhar. E que *sempre* trabalhara.

Contou que desde os 16 anos, quando estreara como "modista" – como se chamavam as costureiras naquela época, em sua cidade –, nunca mais havia parado de trabalhar. Sentada à máquina de costura movida a pedal, de sua mãe, um móvel de ferro e madeira maciça, ela recriava os moldes que vinham na revista alemã *Burda*. (Ainda recentemente, Eva gostava de customizar suas roupas na máquina elétrica portátil que tinha havia mais de quarenta anos, que guardava num canto da sala, e com a qual presenteara sua amiga Olivia, num outro gesto de ruptura com o passado.)

Seu comentário deixava clara a relação profunda e histórica que tinha com o trabalho. Uma trajetória que atingira o ápice em sua carreira como filósofa. A filosofia não era só um interesse – era sua *vida*. Por isso a existência perdia o sentido para Eva – o AVC não acabara apenas com sua capacidade de realizar essa ou aquela atividade; ele tinha esmigalhado sua identidade.

Guido a ouvia. E sentia pulsar por todo o apartamento, e dentro dele também, a imensa dor da mãe. Ele tentava animá-la. Mas muitas vezes seus contrapontos soavam, aos seus próprios ouvidos, a coisa mais insensível e desprovida de empatia que ele podia fazer. Era como se, ao argumentar com ela, ele estivesse se recusando a reconhecer o enorme sofrimento em que ela estava soterrada. E estivesse lhe negando o direito de sentir a angústia que a fustigava. Era, enfim, como se não estivesse acolhendo a mãe como achava que devia.

Em seguida eles encerrariam uma conta bancária que ela usava pouco. Eva ia deletando compromissos desnecessários. Desconstruindo a si mesma. Item a item.

Outra tarefa que levaram a cabo foi avisar alguns amigos de Eva do que tinha acontecido. O histórico de mensagens no celular da mãe era um bom filtro para identificar as pessoas mais próximas ou que a tinham acessado mais recentemente.

Guido perguntou a Eva o que gostaria que fosse dito. E deixou mensagens em áudio para pouco mais de trinta pessoas, incluindo gente que tinha encontros de orientação marcados ou que participaria de grupos de estudo agendados. Eva decidiu só revelar a questão específica do AVC para uma dezena de amigos mais chegados – os demais apenas ficaram sabendo que seu afastamento era por motivo de saúde.

E aí as mensagens começaram a ser respondidas. Muitas pessoas choraram ao saber do infortúnio de Eva e do seu recolhimento por tempo indeterminado. Guido avisara que ela estava com dificuldades para se comunicar por escrito e pediu que as conversas a partir daquele momento se dessem por áudio, e não por texto. Eva se emocionou muito com as mensagens que recebeu.

"Sua mãe me ensinou a pensar. Minha vida se divide em AE e DE – antes de Eva e depois de Eva", disse uma pessoa.

"Eva é muito importante para mim. Ela é uma referência fundamental. Sua generosidade descortinou caminhos em minha carreira e em minha vida que eu jamais teria acessado sem ela", disse outro.

"Sou uma pessoa e uma profissional completamente diferente hoje, muito mais feliz, inteira e em paz comigo mesma. Devo isso ao pensamento de Eva. Aos questionamentos que ela fez e aos conceitos que aprendi com ela. É uma gratidão eterna", afirmou outra.

"Nós somos discípulos de Eva", resumiu alguém.

Guido e Eva aproveitaram essa troca de mensagens para que ela reaprendesse a operar o celular. (Que ela chamava, com o mesmo desdém de sempre por tecnologia, de "maquininha".) Eva conseguiu responder pessoalmente a alguns daqueles testemunhos. A outros, pediu que Guido a ajudasse, gravando com sua fluência o que ela queria dizer.

A cada mensagem que ouvia, Eva lembrava da pessoa – "ah, querida!..." – e chorava. Não apenas por receber todas aquelas demonstrações de amor e gratidão, mas também por ver ali, condensadas à sua frente, as relações e os afetos que fundamentavam sua vida, o patrimônio inestimável que ela havia construído. E, ao mesmo tempo, tudo o que havia sido arrancado dela.

Eva ainda receberia, ao longo de muitas semanas, pedidos de encontros para orientação e consultas para participação em grupos de estudo, de gente que ainda não sabia do acidente. Ela se lembrava da pessoa e, talvez por um microssegundo, por cacoete, considerava acolher aquela solicitação – eram alunos-amigos em dificuldade, com demandas e questões que ela costumava ajudar a resolver. Então seus olhos se enchiam d'água e ela dizia para si mesma: "Mas é isso, não tem jeito".

Guido sabia que sua mãe era grande no que fazia. Mas não tinha a exata noção da sua importância na vida daquelas pessoas.

Logo nos primeiros dias juntos, Eva se pôs a colocar coisas fora. Estabelecera um filtro – "isso eu não vou precisar mais" – e transformou aquele surto de desapego, a que se engajou com entusiasmo, numa espécie de rito de passagem.

Como se quisesse se livrar de uma vez da vida que tanto amava – e que não tinha mais. Como se limpar sua casa de coisas antigas e familiares, que haviam se tornado inacessíveis a ela, pudesse de alguma forma aliviar a dor embutida em cada uma daquelas perdas. Como se aquele exercício lhe permitisse se sentir potente outra vez.

(Uma ou duas coisas que Eva defenestrou eles tiveram que recomprar depois, porque acabaram fazendo falta.)

Aquele entusiasmo passaria em seguida. Porque a faxina ajudou também a tornar inequívoco para Eva o que haveria a seguir em sua vida – um cenário árido, despido de tudo que lhe era fundamental.

Guido a observava à frente de sua biblioteca particular. Ela tinha a obra completa de Deleuze, Guattari, Foucault, Nietzsche, Spinoza, Voltaire. E de Artaud, Camus, Balzac, Proust e muitos outros. As edições clássicas francesas da Gallimard estavam cheias de anotações e marcadores que registravam seus encantos, questionamentos e indignações.

Guido olhava com reverência para aquela parede de livros bem curados e digeridos ao longo de décadas. Agora, Eva se referia àqueles autores como "essa gente" ou "meus amigos", porque não conseguia mais pronunciar o nome da maioria deles. Aquilo tudo estava dentro dela – ao mesmo tempo, para ela, não havia nada mais inatingível.

Guido admirava a cinemateca particular da mãe. Mais de mil filmes. Todos os mestres italianos e franceses. Filmes clássicos, filmes de arte, filmes políticos. Documentários, obras independentes, gemas de países periféricos. O portfólio completo dos diretores que ela amava, como Bergman, Fellini e Godard. Eva sabia que sua relação com o cinema, uma de suas maiores paixões, também tinha acabado.

Ela ia reaprendendo algumas coisas. No flanco da linguagem, ficava feliz quando uma palavra lhe surgia automaticamente. Guido comemorava junto. Com frequência, ela comentava com o filho:

"Que estranho...", se referindo a como às vezes conseguia perceber o jeito como as ideias agora se formavam, ou se dissipavam, em sua mente.

Guido se dava conta de que ela tinha perdido o lugar seguro a que todos recorremos quando queremos um pouco de paz – a reclusão em nossos próprios pensamentos. Eva sempre gostara muito da própria companhia, sempre fora uma boa amiga de si mesma. Agora, sua mente se tornara um terreno inóspito.

Escolher a chave certa para cada fechadura era algo que sempre requeria análise. Na maioria das vezes, ela errava nas primeiras tentativas. Entrar no elevador em seu andar e apertar o botão do térreo, e vice-versa, também eram atos que requeriam atenção. Cada pequeno gesto automático virara um desafio. E demandava esforço.

Essas eram as conquistas que lhe eram possíveis. Por isso os pequenos passos que dava na longa estrada da recuperação eram alegrias fugazes e amargas. Eva tinha consciência do quanto tudo aquilo era indigno; seus avanços davam mais conta do quanto sua situação era precária do que geravam entusiasmo com a possibilidade de atingir um nível de melhora que considerasse minimamente aceitável.

Um dia Eva pediu a Guido que lhe cortasse as unhas. Sua motricidade fina, um de seus predicados, tinha sido muito comprometida. E trouxe uma tesoura grande, de costura. Guido lhe pediu um segundo. Foi até o banheiro e pegou na sua caixinha de utensílios um cortador de unhas. Ao vê-lo, Eva percebeu a associação equivocada com a tesoura. E chorou. De decepção. De cansaço. De vergonha.

Guido a abraçou. Acolheu com carinho sua dor. E lhe ofereceu um sorriso, tentando minimizar o peso da situação. Em silêncio, sentia uma certa secura se espalhar por dentro. Como se o sofrimento da mãe o estivesse anestesiando aos poucos, deixando-o cada vez mais impassível diante daquela realidade bruta.

Com o passar dos dias, Guido foi se preservando mais das reações de Eva. Ficando mais neutro em relação às emoções que ela externava. Para ficar no papel de arrimo – de quem está fincado no chão, dando à outra ponta da corda a segurança de que, por mais que ela oscile com a tempestade, o conjunto continuará preso ao solo –, ele tinha que se defender um pouco da agonia que habitava a casa da mãe.

Guido se via diante da síndrome do cuidador. Você ama, mas é preciso se resguardar. Inclusive para poder continuar desempenhando seu papel. Se sua solidariedade for absoluta, se sua cumplicidade não tiver limite, se você sofrer cada lágrima de dor junto com a outra pessoa, você adoecerá também. E quem está em aflição não precisa de outra pessoa aflita ao seu lado, mas de alguém que esteja inteiro, em condições de zelar.

Muitas vezes, diante de uma explosão de raiva ou de angústia da mãe, Guido se percebia insuscetível. Não é que não quisesse extravasar junto. Eram momentos em que se sentia embotado. Como se, naquela hora, não houvesse mais nada que pudesse oferecer a ela. Nem mesmo um abraço. Era como se, para não implodir junto, ele tivesse que desligar sua fonte de energia por alguns instantes.

Nos momentos de catarse de Eva, em que todo o seu desespero vinha à tona, geralmente à noite, depois da batelada de remédios, Guido se quedava prostrado, ouvindo o que a mãe tinha a dizer, acompanhando-a com o olhar. Essa era a solidariedade que conseguia lhe estender naquelas ocasiões. E que talvez não fosse suficiente.

Guido saía desses eventos esgotado. E se perguntava: "Estou sendo frio? Estou ficando indiferente? Me tornei insensível?". Eva, por sua vez, encerrava seus monólogos com um autoquestionamento em tom de reprimenda: "Por que estou falando essas coisas? Já tinha dito que não ia mais falar disso". Para em seguida engatar um novo solilóquio.

Se pudesse, Guido teria oferecido à mãe muito mais gestos de carinho. À sua presença constante, por vezes guardando uma distância salutar mínima, ele teria acrescentado mais colo.

Eva estava no inferno e não havia nada que Guido pudesse fazer. Ele tinha ido ao encontro da mãe, estava com ela, mas não tinha como tirá-la de lá. Ele voltaria para a sua vida em algum momento; Eva estava presa para sempre naquele pesadelo.

O pior tinha acontecido. Se o AVC tivesse tirado de Eva o movimento das pernas, ou enfraquecido um dos lados do seu corpo, mas sua capacidade de continuar produzindo intelectualmente estivesse preservada, a vida para ela provavelmente teria se tornado difícil, mas não impossível.

Se Eva tivesse uma vida mais infeliz, se não fosse tão realizada em sua profissão, se não extraísse tanto prazer do seu dia a dia (enfim: se já estivesse imersa numa existência besta, sem muita satisfação nem sentido), talvez o impacto de tudo o que tinha perdido com o acidente não tivesse sido tão devastador.

Mas o AVC fragmentara aspectos essenciais da sua vida. Desde coisas pequenas, como a higiene bucal – atividade em que era meticulosa, e para a qual chegara a desenvolver uma refinada técnica no uso do fio dental. Eva agora sofria para manejar a escova em seus movimentos básicos. Uma noite olhou para Guido e, com os olhos estatelados, cheios d'água, disse: "Eu não consigo mais escovar meus dentes".

O acidente, caprichosamente, a incapacitara em tudo que a definia como pessoa. Havia em seu rosto a angústia permanente de quem se sabe além de qualquer possibilidade de ajuda. Eva estava destruída.

Em determinado momento, ela quis comprar uma bermuda. Como havia perdido peso, era preciso ajustá-la na cintura. Eva trouxe um cordão para que o passassem por dentro do cós, mas sugeriu que o fizessem de um jeito que deixaria o cordão aparente. Guido deu a ideia de que os furos por onde passariam o cordão ficassem por dentro. Eva desabou. "Eu sabia fazer isso", disse, enquanto Guido operava o ajuste com um dos passadores que ela pegara no seu bem fornido estojo de costura. "Agora meu filho precisa fazer isso por mim."

Guido construíra sua carreira num ambiente competitivo e, com frequência, hostil. Havia se desenvolvido resolvendo problemas, superando obstáculos, encaminhando soluções. Tinha se tornado bom nisso. Ali, esbarrava em sua própria impotência. Justamente quando era sua mãe que precisava dele, não havia nada que pudesse fazer para salvá-la daquele suplício.

(Guido sofria ao ver a mãe se exasperar. Mas nada o machucava mais do que vê-la sinceramente engajada em sair da cama pela manhã e, mesmo reencontrando a si mesma esquartejada – "pela metade", como dizia –, sorrir, dar-lhe bom-dia e tentar ir em frente.)

Ao longo daquele mês, Guido e Eva foram estabelecendo uma rotina. Ele voltava a morar na casa da mãe, trinta anos depois. Sabia que, em alguma medida, sua presença ali, por mais que fosse necessária e trouxesse alguns benefícios para Eva, representava também uma invasão do seu espaço.

Eles faziam as refeições sobre uma mesinha de centro improvisada, privilegiando os itens que compunham o cardápio de Eva, e com os quais Guido ia abastecendo o frigobar que lhe servia de geladeira — leite, queijo, frutas.

A partir de determinado momento, Guido começou a escapar para um almoço fora. Ou para um jantar, muitas vezes colado a uma sessão de cinema. A dieta de Eva não o sustentava – ela o incentivava a sair e comer outras coisas. Essas saídas rápidas funcionavam como respiros bem-vindos à rotina tantas vezes pesada do apartamento. (Eram momentos de descompressão para Eva também.)

À noite, eles transformavam o sofá em que Eva dormia numa cama onde ambos cabiam. Guido gostava de dormir ao lado dela, acampado em sua sala. Conversavam um pouco, no escuro. Por vezes, ele estendia o braço e lhe fazia um cafuné – que ela em seguida recusava gentilmente, porque não era muito disso.

Com frequência, Eva expressava seu desgosto com toda aquela situação, reforçando sua vontade de não ir adiante. Ela se referia a si mesma como "ameba". Guido a ouvia. E lhe mostrava com os dedos os seis meses que tinham combinado. Instava a mãe a seguir, a acreditar que as coisas podiam melhorar.

Guido marcou sua viagem de volta e combinou com Eva que retornaria em menos de dois meses, com a família, assim que Giulia e Francesco entrassem em férias escolares. Passariam uma semana com ela e com Marco. A perspectiva de reencontrar os netos funcionou para Eva como um estímulo. Era um objetivo de curto prazo, que a ajudava a ordenar a vida e atravessar os dias.

Ao mesmo tempo, Eva procurava resguardar as crianças de travarem contato com ela. Abreviava sua participação nas ligações de vídeo que Guido fazia com a família. No fundo, ela não queria que Giulia e Francesco a vissem daquele jeito. Não queria que se preocupassem nem que sofressem com sua condição.

Guido aproveitou aqueles dias para renovar alguns itens na casa da mãe. Comprou um micro-ondas novo, um ventilador grande, um aquecedor para o inverno. Eram aquisições necessárias, com as quais ela concordava – de bom grado, na maioria das vezes. Mas também eram gestos que representavam uma ingerência de Guido nas regras da casa, uma projeção do estilo do filho sobre o dela.

Eles foram juntos ao comércio algumas vezes. Guido buscava instruí-la no uso do cartão de débito. Era um item importante para que ela não dependesse de ninguém para fazer compras. Isso mexia com fantasmas antigos de Eva, anteriores ao acidente – seu pavor de aparelhos eletrônicos, a incompreensão e a birra com os processos digitais, a certeza íntima de que aquelas transações não eram seguras e a expunham.

Eva se incomodava com tudo. Com a atendente desinteressada, com o caixa que fazia perguntas que ela não entendia ou não sabia responder, com as pessoas que gritavam ao telefone na fila. (Quando, porventura, Eva reagia ultrapassando o limite da falta de educação, Guido chamava sua atenção e se desculpava com o interlocutor.)

Guido e Eva constatavam, naquelas incursões ao mundo exterior, o quanto seria difícil para ela navegar sozinha naqueles ambientes. Eva não compreendia tudo o que lhe diziam, não conseguia articular tudo o que desejava dizer, não tinha mais controle sobre o meio de pagamento em que confiava – dinheiro vivo. (Não conseguia identificar rapidamente o valor de face das notas, nem conferir uma conta ou um troco que lhe fossem apresentados.)

Essa vulnerabilidade, para quem sempre fora uma consumidora desconfiada e detalhista, acarretava muito estresse. A cada ida às compras, Eva acumulava frustrações consigo mesma e com os enormes obstáculos para a reconquista da autonomia. Além disso, se cansava rápido, no turbilhão das lojas cheias e barulhentas. O impacto de tudo isso em um organismo alterado por oito comprimidos diários resultava em grande irritação.

Mesmo os hábitos antigos, construídos antes do acidente, já não lhe ofereciam um ambiente seguro. Eva pediu para cortar o cabelo. E eles foram ao barbeiro que a atendia havia muitos anos. Eva ficou feliz ao revê-lo, como se estivesse reencontrando um velho amigo, como se pudesse reviver por um instante sua vida pregressa. Mas a comunicação não fluiu como ela talvez esperasse, apesar da ajuda de

Guido e da postura gentil do barbeiro. Eva acabou não gostando da experiência – e nem do corte.

Outro dia, foram comprar mel orgânico na lojinha da associação dos apicultores. Eva falou com a moça que já tinha lhe atendido outras vezes. A moça acabou se dirigindo a Guido, talvez por uma questão de clareza e praticidade, para concluir a venda. Eva se sentiu ignorada.

Voltando para casa, ela disse a Guido, cabisbaixa, que a atendente provavelmente não a tinha reconhecido porque estava sem maquiagem. De fato, Eva nunca saía de casa sem pintar os olhos e a boca – uma de suas poucas vaidades. Desde o AVC, não conseguia mais se maquiar. Um item de autocuidado, importante para ela, que tivera de abandonar.

Eva era muito econômica, menos em alguns poucos itens. Nos presentes aos netos, a Guido e a Anna. Nos livros – Guido a ajudara a comprar as obras completas de Karl Marx, um tijolo que mandou vir da França, sem se importar com o custo do envio. E também em suas maquiagens e cremes para o rosto – produtos caros; itens que agora jaziam inúteis em suas prateleiras.

Guido jamais vira a mãe em público sem rímel, lápis e batom. E Eva nunca mais se deixaria maquiar. Mesmo depois, com a presença da neta e da nora, que se ofereceriam para ajudá-la, Eva não quis pintar o rosto. Naquelas férias vindouras, eles sairiam todos juntos para comer fora algumas vezes. Eva, abraçada a Giulia e a Francesco, sempre de cara limpa. Aquele era mais um gesto radical de não aceitação da sua nova condição.

Em seguida Eva descobriria um cabeleireiro em sua rua – uma dessas *barber shops* que cultuam um certo pastiche de *rock and roll*, motocicletas, charuto, *tattoo* e uísque. Foi até lá e raspou o cabelo. Voltou para casa feliz, mas reclamando da loção que o menino barbudo havia aplicado em sua careca de monja: "Um cheiro hor-ro-ro-so". Aquela máquina zero era outro ato de protesto, em que enterrava possíveis veleidades que pudesse ter tido antes do acidente.

As decepções diárias iam se somando e deixando o olhar de Eva cada vez mais triste. A cada nova tentativa de reconexão com sua rotina anterior ao acidente, ou de reinvenção da vida em um novo cotidiano, ela era confrontada com as agruras intransponíveis da sua condição. Isso a deixava ainda mais certa de que a pessoa que fora um dia não existia mais. Como resultado, ia se fechando dentro de si, mais e mais amedrontada diante das ameaças que identificava ao redor.

Eva sempre se defendera do mundo exterior. Por isso seu refúgio era tão sagrado. Quando saía de casa, ela ia à luta – literalmente. E não apenas no discurso, demarcando posição diante das grandes indignações que a moviam. Mas também em termos práticos: na posição de consumidora, jamais confiou nas empresas; como cidadã, jamais acreditou nos governos.

Eva tinha uma certeza de fundo: se não estivesse à frente dos fatos, seria enganada. Então ela perguntava tudo, conferia tudo, documentava tudo, queria que lhe explicassem tudo – em detalhes.

Com as pessoas que conhecia e de quem gostava, Eva era a mais aberta e generosa das criaturas. Com pessoas desconhecidas, especialmente se estivesse na posição de adquirir um produto ou contratar um serviço, fechava-se num ceticismo implacável. Sua postura bélica era também reforçada pela condição de ter vivido como mulher emancipada e como mãe solteira num lugar que nunca respeitou mulheres que não estivessem acompanhadas de um homem.

Com o AVC, sua postura arrepiada diante dos processos que não dominava ganhou timbres de paranoia. Ao perceber que já não conseguia interagir de modo independente às situações que se apresentavam, nem se defender com a veemência e a autonomia de antes, Eva se tornou ainda mais recolhida e reticente.

Havia momentos em que exigia que Guido agisse assim também, especialmente quando ele a representava em alguma diligência. Um bocado do hábito do filho de antecipar cenários, e de prestar atenção às filigranas, vinha dela. Guido sabia disso. E estava resoluto a não acompanhar a mãe naquele mergulho que ela empreendia em suas obsessões.

Tudo isso dizia respeito a um ponto nevrálgico em Eva: sua necessidade de se sentir no controle das situações. Ela só conseguia descansar se tivesse a sensação de que tudo estava no lugar certo, de que todos os fios estavam bem amarrados. Outro ponto do comportamento de Guido cuja origem ele conhecia bem.

Talvez em nenhum outro momento isso ficasse mais claro do que quando Eva entrava num carro. Se estivesse de carona com um amigo, ficava tranquila. Mas se estivesse pagando uma corrida, ou sendo conduzida por um motorista desconhecido, punha-se em estado de alerta. Espichava o pescoço no banco de trás e fiscalizava cada curva do caminho, não raro questionando o motorista sobre o trajeto – mesmo que ele estivesse apenas seguindo o GPS. (Outra "maquininha" que ela não reconhecia.)

Aqueles dias na casa da mãe também representaram para Guido uma viagem no tempo. Ele estava de volta ao bairro que servira de hábitat ao início de sua jornada. A sensação era a de revisitar o palco de uma batalha que ele havia vencido – mas cuja proximidade sensibilizava algumas cicatrizes.

Guido começara a faculdade um ano antes de Eva ingressar na Filosofia. As quase duas décadas da mãe como professora já haviam se encerrado dentro dela. Sua volta à universidade encaminhava essa troca de carreira, e de vida, aos quarenta anos de idade.

Eles moravam num quarto e sala, abafado no verão e gelado no inverno, que ficava num andar baixo e absorvia todo o barulho da rua íngreme à frente. Guido se tornou adulto naquele apartamentinho, num período de grana muito curta.

Ele reencontrava o pequeno comércio daquela região, onde costumava fazer compras com dinheiro contado. O casario decadente. Os edifícios que eram melhores que o deles, onde Guido fantasiava morar um dia – e que agora lhe pareciam acanhados. Ele tinha crescido, visto o mundo, construído outra vida. Estava de volta àquele lugar como hóspede, não como inquilino.

Guido repassava também as várias Evas que conhecera ao longo da vida, começando pela jovem adulta, da sua infância, um tanto desconfortável com a maternidade.

Depois, a Eva colega de moradia, ambos estudando na mesma universidade. A vida não tinha nenhum conforto. De um lado, Eva era espartana – dificilmente se lamentava diante das dificuldades. De outro, ela era estoica – tinha gosto por se testar em situações de aspereza. Eles eram pobres – viviam com o diminuto e sempre defasado salário de professora de Eva. Só que, além disso, ela parecia gostar de viver com pouco; tinha ojeriza ao que considerava frivolidades burguesas.

Depois, a Eva profissional, estabelecendo-se na nova carreira enquanto Guido começava sua própria caminhada no mundo do trabalho. Ela se formaria dois anos depois dele, quando já não moravam juntos – Guido deixara a cidade, para correr atrás de sua profissão. Ele sempre perguntava à mãe, em suas conversas ao telefone: "Como vai essa pensadora?". E a pensadora sempre estava bem.

Então a Eva filósofa estabelecida, na academia e fora dela, com um fluxo de trabalho que havia muito lhe permitia pagar as contas, e até guardar algum. Ela ganhava o tanto de grana que precisava para não precisar se preocupar com grana – e não fazia a menor questão de ganhar mais do que isso.

Por fim, a Eva madura, que se transformou numa avó amorosa e que ajeitou sua vida para morar em apartamentinhos ensolarados, com tudo que lhe interessava no mundo – as ideias, as palavras, os conceitos, o conhecimento. E que planejara viver essa vida perfeita até o fim. Trabalharia até o último dia. Morreria estudando, pesquisando, lendo, escrevendo, debatendo, aprendendo, ensinando.

E, agora, a Eva usurpada disso tudo. A Eva "aos pedaços", como ela dizia. Um espectro do que fora antes.

Tudo aquilo acontecia à frente de Guido, mas ele era parte integrante daquele cenário também. Guido construía aquele retrato ao olhar para ele. E, com algum grau de idealização, enxergava ao seu redor coisas que Eva talvez nem reconhecesse ou valorizasse.

Guido sentia solidão na casa da mãe. Uma sensação sua, não dela. No ar em suspensão sobre os espaços vazios. No tempo se acumulando sobre as coisas. Camadas da vida da mãe, e da sua também, se depositavam ali, no silêncio daquelas gavetas, naquelas estantes, em cada pequeno objeto. Eva talvez até partilhasse com o filho algumas daquelas recordações, mas aquele jeito de compreendê-las – e de se deixar envolver por elas – era uma melancolia dele, que ela não acompanhava.

Guido sentia saudade da mãe. E das coisas que ela vivera. Sentia pena de que Eva estivesse passando pela vida, sem possibilidade de retorno. Doía em Guido tudo o que já tinha ficado para trás – bem como enxergar o pouco tempo que ela tinha pela frente. Tudo isso já o machucava antes do acidente. Agora, tudo parecia ainda mais breve e precário.

Eva guardava uns discos, mas nunca gostara de verdade de música. Prestava atenção às letras, mas não tinha ouvido para as melodias. Sua desafinação era um clássico celebrado em família. Tanto quanto sua falta de jeito para a dança. Ou suas pequenas dislexias, como no dia em que Guido foi pegá-la no aeroporto (um de seus grandes prazeres era receber a mãe em casa por um par de semanas, uma vez por ano) e lhe perguntou por qual companhia ela tinha voado. Depois de rápida hesitação, Eva respondeu com um neologismo que amalgamava o nome de duas empresas aéreas. E os dois caíram na gargalhada. (Uma das grandes virtudes de Eva era a enorme capacidade de rir de si mesma.)

Ainda assim, Guido sempre associou algumas músicas a Eva. Aqueles álbuns na estante funcionavam, para ele, como marcadores da vida da mãe – e da sua também. Guido se lembrava de Eva cantarolando baixinho canções que ela seguramente já esquecera. Eram retratos que Guido pintava dela. Momentos em que ele a imortalizava com trilha sonora. Um sentimentalismo que distava quilômetros do modo como Eva via as coisas.

Algumas vezes, quando a tristeza se adensava demais, Guido tentava tirar a mãe do apartamento. Quem sabe não faria bem a ela espairecer um pouco? Um dia ele a convidou para tomarem um sorvete. Caminharam à tardinha até a orla.

Ao se deparar com um prédio histórico depauperado, cercado por tapumes, Eva ficou triste. E indignada. Caminharam mais um pouco e se sentaram num banco. Era um dia de ar parado, sem brisa. Com eles, apenas o mormaço e o silêncio. Eva estava desgostosa e eles voltaram logo para casa.

Dias depois, ao fim de um domingo de sol, Guido convidou a mãe para jantarem cedo em um restaurante mais chique, de onde pudessem assistir ao pôr do sol. E Eva se deprimiu. O clima dentro do estabelecimento, marcado por uma certa veleidade de pessoas buscando ver e ser vistas, a incomodou. Outra vez, voltaram logo para casa.

Ficava claro para Guido que nada faria com que Eva se sentisse melhor. Ela havia perdido a alegria de viver. Sua infelicidade era uma sombra constante e invencível. Não era possível afastá-la da dor – porque a dor estava dentro dela.

Dias antes de Guido voltar para casa, alguns andares acima do apartamento de Eva, alguém se pendurou do lado de fora da janela. Guido não tinha acesso visual à cena. Ele só via as pessoas nos outros edifícios gritando "Calma!", "Espera!", "Volta!". Eva perguntou o que estava acontecendo. Guido lhe contou. Ela nada disse. A pessoa desistiu de saltar. E o dia seguiu.

Naquela mesma semana, do outro lado da rua, no entanto, alguém pulou do alto de um prédio. E estilhaçou o pórtico de vidro da agência bancária que Eva costumava frequentar.

Aquela coincidência absurda, e o curto espaço de tempo entre os dois acontecimentos, imprimiu em Guido uma sensação de estranheza. Como se a realidade estivesse se revirando pelo avesso, à sua frente, e a distopia escapasse pela janela do apartamento e engolfasse a todos por aqueles dias, naquela cidade, a ponto de pessoas decidirem se jogar pela janela. Guido não relatou esse segundo episódio a Eva.

Em seu calvário, Eva se lembrou algumas vezes do pai. O "velho Leone", como ela dizia, tinha tido uma morte pavorosa. Sofrera um AVC aos oitenta anos. E, ao longo dos dois anos seguintes, até falecer, definhara lentamente.

Primeiro, perdera alguns movimentos periféricos. Ele brincava com isso, palmilhando uma parede verticalmente com os dedos, mostrando até que ponto conseguia erguer o braço. Depois, possivelmente pela ação de outros trombos, ficou preso a uma cadeira de rodas, já sem condições de caminhar sozinho.

Nessa fase, numa das vezes em que Guido visitou o avô, encontrou-o tomando sol, numa tarde de inverno, com o olhar ausente. Ao vê-lo, Leone demorou alguns segundos, e então balbuciou: "Guido...", sem expressão alguma no rosto. Guido o abraçou longamente. Falou ao seu ouvido. E saiu dali para chorar.

Leone tinha uma pilha de discos que nunca escutava. Em sua maioria, de artistas obscuros e cantores de arrabalde. Desde criança, Guido ouvia o avô dizer que tinha um medo, que não conseguia explicar, de passar frio no fim da vida. Por isso tinha vários casacos guardados no roupeiro. Aqueles discos, que estocava para ouvir quando se aposentasse, seguiam a mesma lógica.

Em seguida, Leone passou a não sair mais da cama. Já não conseguia falar. Nem, provavelmente, entender o que lhe diziam. Precisou colocar uma sonda uretral. E outra, nasogástrica, para se alimentar – não era mais capaz de mastigar e engolir. Com frequência, se engasgava com a própria saliva. O ronco que emitia naqueles eventos de asfixia era assustador. Precisava usar fraldas. Tinha a higiene feita na própria cama. Emagrecera muito. E escaras começaram a lhe rasgar as costas.

Na última vez em que Guido visitou o avô, Leone segurou firme sua mão, com a força que remanescia naquele braço que havia roçado campos e erguido casas. Guido teve quase a certeza de ouvi-lo dizer, com olhos cheios de terror: "Eu não aguento mais". Um possível pedido de socorro que Guido não atendeu. Mesmo que o avô tivesse feito aquele apelo de forma cristalina, não havia nada que Guido pudesse fazer para ajudá-lo.

Leone atravessou mais de quinhentos dias de intensa tortura física e psíquica antes de morrer. Encarcerado dentro de si, num corpo desvalido, que lhe impunha dores lancinantes. Era terrível ouvir o avô urrar a cada troca da sonda que por vezes infeccionava sua uretra. Ou com a limpeza das feridas fundas que lhe escavavam a carne nos ombros, nas nádegas e nas panturrilhas.

Guido torcia para que Vô Leone não estivesse mais ali. Para que tivesse perdido a consciência. Para que não tivesse a angústia de saber quem era e onde estava. Desejava que já não pudesse contar o tempo, para que não sofresse com a certeza de que amanhã seria um dia tão horrível – ou ainda pior – quanto hoje.

Eva falava do "velho Leone" com pena, mas também com raiva. Como se ele tivesse lhe passado uma maldição. Mais tarde, nos arquivos pessoais que ela mantinha meticulosamente organizados, Guido encontrou nos documentos médicos do avô o registro de arritmia cardíaca, junto às anotações do acidente vascular cerebral. Exatamente o quadro da mãe.

Aquele era o grande medo de Eva. Ficar presa a uma existência indigna, sem ter os meios para encerrá-la. Ela se via seguindo os passos do pai. Não sabia quando o próximo acidente lhe aconteceria. Nem que consequências teria. Mas sabia que já tinha sido ungida por aquele revés.

Sobretudo, Eva estava certa de que não precisava esperar por mais nada – a contemplação de tudo o que havia perdido, sem possibilidade de volta, já constituía, para ela, motivo suficiente para não ir adiante. Sua única preocupação, cada vez mais, era agir enquanto tinha condições de fazê-lo.

Seis semanas depois do reencontro com a mãe, era hora de Guido voltar para casa.

Diante de qualquer crise, ele costumava se manter tranquilo se soubesse o que fazer. Guido podia estar longe de resolver o problema ou de chegar ao ponto que precisava atingir, mas se tivesse um plano no qual acreditasse, e se enxergasse o caminho a seguir, estaria sereno para encarar a caminhada, por mais árdua que ela fosse. E, geralmente, diante dos desafios, Guido sabia para que lado marchar.

Desta vez, no entanto, a certeza lhe falhava. Havia muitas questões em aberto. Como deixar Eva sozinha, naquelas condições? Ficar com ela? Levá-la com ele? Como armar um esquema que garantisse a segurança da mãe e ao mesmo tempo não detonasse o que lhe restava de independência e autoestima?

Naquelas semanas juntos, Guido tinha tentado redesenhar com Eva uma rotina que desse conta das suas novas necessidades – e que, tanto quanto possível, oferecesse um novo sentido aos seus dias. Havia buscado ajuda médica, entendido no detalhe o que tinha acontecido com ela, investido num tratamento neurológico e noutro fonoaudiológico. Tinha ajudado Eva a desativar seus antigos compromissos, simplificando sua vida e tentando garantir a ela o máximo de autonomia.

Guido havia contratado uma conexão de banda larga para a casa de Eva, de modo que pudessem se falar a qualquer momento, com a melhor qualidade de imagem e som possível. Agora, ao se retirar momentaneamente daquele cenário, era preciso deixar alguém à disposição da mãe.

No consultório de Victor, indicaram Emma, uma cuidadora atenciosa. Eva resistiu. Desejava seguir sozinha. Não queria uma acompanhante – especialmente uma pessoa desconhecida. Ao fim, aceitou que Emma viesse três vezes por semana, à tarde. Em dois dias, para acompanhá-la às sessões de fonoaudiologia. No terceiro, para ajudá-la com tarefas domésticas e no que mais ela precisasse.

Guido tentava montar uma rede de proteção levando em conta o desejo da mãe – e também sua real capacidade – de não depender diretamente de ninguém. Buscava ajudá-la a reorganizar sua vida do modo menos invasivo possível, torcendo para que aquele arranjo lhe pudesse ser minimamente suportável. Guido tentava preservar a dignidade da mãe, de um lado, e, de outro, oferecer-lhe proteção, numa rotina que também permitisse a ele colocar a cabeça no travesseiro. Testariam aquele plano até sua volta, com a família, em poucas semanas.

Algumas coisas funcionaram bem. Eva voltou a assistir televisão e a acompanhar o noticiário. Nas compras, até ali, ela sempre pedira a assistência de Guido para operar o cartão de débito. Com a presença de Emma, Eva passou a fazer questão de colocar a senha sozinha – cobrindo bem o teclado com a mão, e posicionando o corpo, para que ninguém a visse digitando.

Eva tinha também resolvido por iniciativa própria a questão da interação com os caixas, diante das perguntas que ela não compreendia: apontava para o ouvido, pedindo desculpas e lamentando a própria "surdez". A partir daí, a comunicação fluía melhor – por gestos.

Logo Eva passaria a fazer compras sem Emma. Saía de casa levando no bolso apenas o cartão do banco e o documento de identidade. Assim ia ao supermercado, à farmácia, à mercearia – onde comprava suas comidas poucas e os galões de água mineral dos quais não abria mão.

Aparentemente, havia ali uma vida possível, ainda que limitada. Era nessa perspectiva que Guido depositava todas as suas esperanças.

Guido tomou o avião de volta para casa com a sensação de que tinha feito tudo o que era possível. De que tinha recolocado as peças sobre o tabuleiro de Eva – ainda que organizadas de um modo diferente de como estavam antes. Agora era torcer pela sua recuperação. Para que ela se adaptasse aos remédios. E para que o tratamento conseguisse produzir resultados.

O resto era o inevitável. Guido levaria consigo o olhar de grande infelicidade da mãe. Ele só podia estimar o que ela estava sentindo, o tamanho do seu tormento – não tinha como sabê-lo em toda a sua extensão. A dor de ter de existir daquele jeito. Uma condição que, ficava cada vez mais claro, seria muito difícil reverter.

Guido voltava para sua mulher e seus filhos sabendo que a mãe havia se tornado alguém que não queria ser. Eva estava trancafiada numa vida que deplorava, cingida por um sofrimento ininterrupto. Entre as frases da mãe que ressoavam em sua cabeça estava a afirmação recorrente de que tinha ficado "pequena". De que se sentia cada vez "menor". De que tinha se transformado numa "coisa".

Eva tinha dito às pessoas, na sala de sua casa, naquela noite em que pedira socorro ao zelador: "Esse é… o meu tamanho. É isso. Esse… é o meu… tamanho". Guido sabia bem, desde aquele domingo, quando ouvira essa frase pelo viva voz, o que a mãe queria dizer: "É o fim, amigos. Era isso. Fico por aqui. Era o que tínhamos. Não há solução. Acabou para mim. Muito obrigada. Fiquem bem. Tchau".

2.
Outras pessoas, outras histórias

Jean
(Inglaterra, 1975)

Jean tinha acabado de completar 40 anos quando descobriu um nódulo no seio esquerdo, do tamanho de uma ervilha. Ela estava casada havia quase vinte anos, e se dedicava a planejar, com o marido, Derek, o que fariam juntos na segunda metade da vida – os três filhos estavam prestes a alçar voo solo.

Tinham a ideia de reformar a casa, nos subúrbios de Londres. Derek, jornalista, iria investir na carreira de escritor, que começara havia pouco. E Jean iria se iniciar numa atividade profissional – até então, ela se dedicara a criar os filhos.

Os exames mostraram que o câncer tinha atingido os gânglios linfáticos. Uma mastectomia foi agendada o mais rápido possível – e à cirurgia se seguiram sessões de radioterapia.

Jean estava apreensiva. Sua avó materna, sua mãe e três de suas tias haviam tido câncer. Ela lamentava, em especial, que a má notícia tivesse vindo tão cedo para ela – quinze ou vinte anos antes do que para as outras mulheres da família.

Jean e Derek tinham o sonho de morar no campo quando se aposentassem. Com o câncer, decidiram antecipar os planos. Havia a possibilidade, tacitamente compreendida por ambos, de que Jean não chegasse à velhice. Trocaram Londres por uma casa no interior.

Em seguida, Jean começou a sentir dores pelo corpo. Elas mudavam de lugar, e vinham cada vez mais fortes. Até que passaram a acontecer com mais frequência nas costas, que logo ficaram travadas. Jean não conseguia mais ficar sentada. A medicação para a dor já não dava conta de aliviá-la.

Jean se submeteu a novos exames. E os médicos identificaram que as metástases tinham chegado aos ossos. O câncer lhe corroía gradualmente a medula, abrindo caminho em direção à superfície do tecido ósseo. Ao rompê-la, o tumor causava muita dor em toda a área ao redor. Os médicos estimaram que Jean teria menos de um ano de vida pela frente.

Ao receber essa notícia, Jean permaneceu em silêncio, praticamente imóvel, ao longo de um dia. E durante todo o dia seguinte. Então ela disse a Derek que ambos tinham que aceitar o inevitável. E que estava decidida a viver os dias que lhe restavam da melhor maneira possível.

Jean havia sido condenada à morte no auge da vida, mas se recusava a se render à dor e às lágrimas. Em vez disso, concentrou suas energias em estimular Derek a seguir adiante com sua vida. Pediu que ele lhe prometesse que retomaria sua carreira literária – e que se casaria de novo.

Em seguida, a dor se estendeu também à região pélvica e às coxas. E Jean passou a ficar a maior parte do tempo sedada. A família se revezava para cuidar dela. Os médicos disseram a Derek que, quando o fim se aproximasse, o melhor seria interná-la. Ele respondeu que Jean tinha manifestado expressamente o desejo de permanecer em casa. E pediu aos médicos apenas que mantivessem a dor sob controle.

Não demorou muito e a dor atingiu também os braços e toda a extensão das pernas de Jean. Nenhum analgésico parecia funcionar. Confinada à cama, ela já não conseguia se mexer sem gritar de dor. Teve que voltar ao hospital – e chegou lá chorando. Durante vários dias, Jean teve de ser mantida inconsciente como forma de aliviar seu sofrimento.

Em um instante acordada, Jean disse às enfermeiras que, se não pudesse se manter lúcida, não desejava viver. Declarou que não tinha interesse em seguir daquele jeito. A sós com Derek, mais tarde, disse que, se escolhesse morrer, caso não desse mais para continuar, e estivesse incapacitada de fazê-lo, contava com ele para prover os meios para que ela pudesse ir embora.

Jean, com frequência, aludia à morte horrível que a mãe tinha tido. Ela dizia que jamais aceitaria viver aquele suplício. Derek pensou que, se as posições estivessem invertidas, ele provavelmente faria a ela o mesmo pedido. E sabia que ela o ajudaria. Então disse a Jean que ela ficasse tranquila, que ele faria tudo que estivesse ao seu alcance para atender ao seu pedido.

Derek não queria que Jean sofresse desnecessariamente – mais do que ninguém, ele era testemunha da rotina de agonia da companheira. A ideia de ajudá-la a morrer era terrível, mas era ainda mais intolerável a ideia de recusar seu pedido de ajuda. Se a morte de Jean era inevitável, que ao menos ela acontecesse com a dignidade que ela merecia e estava buscando para si. Se a escolha de Jean fosse mesmo encerrar o profundo sofrimento e a dor implacável que tinham se instalado de modo permanente em sua vida, Derek estaria do seu lado.

Em seguida, Jean desenvolveu trombose nas pernas, uma condição que os médicos disseram não ser incomum em pacientes de câncer. A trombose não podia ser tratada porque o medicamento utilizado para combatê-la colidia com o funcionamento das drogas anticâncer. As pernas de Jean começaram a inchar, e ficaram ainda mais doloridas.

Os médicos então recomendaram quimioterapia, tratamento que se popularizara na década anterior. Era o último recurso. A quimioterapia poderia ter efeitos colaterais desagradáveis, mas também poderia causar a regressão do câncer. O tratamento mataria as células tumorais e também células saudáveis. As células capilares, intestinais e da medula óssea seriam as mais afetadas.

Jean se encorajou especialmente com a notícia de que a quimioterapia poderia lhe trazer de volta a mobilidade – que ela havia perdido quase que completamente. Derek percebia que, quanto mais perto Jean chegava da morte, mais ela se mostrava preparada para lutar.

De fato, a quimioterapia trouxe melhoras à rotina de Jean. Ela já conseguia se mexer sem sentir dores excruciantes. Até que, numa manhã, ao se virar na cama, Jean quebrou uma costela – com um simples movimento mais rápido do corpo.

No hospital, explicaram que os tumores cancerígenos tornavam os ossos muito frágeis, a ponto de eles quebrarem com o mínimo de pressão. Havia o risco de outras fraturas – esse era um dos efeitos do câncer ósseo em fase avançada. Os ossos de suas pernas poderiam quebrar se ela tentasse caminhar apenas alguns metros.

Então Derek procurou um médico da sua confiança em Londres e lhe relatou a situação de Jean. O médico lhe disse que era provável que Jean tivesse apenas mais algumas semanas de vida. Derek também contou a ele do pedido que Jean lhe fizera. O médico disse que não via nenhuma possibilidade de existência digna para Jean dali para a frente. E que não a culparia se desejasse ir embora imediatamente – e nem a Derek, em sua posição de ajudá-la a evitar o sofrimento brutal e inútil que estava colocado diante dela.

O médico deu a Derek uma combinação poderosa de pílulas para dormir e de analgésicos. Um coquetel que poderia ser dissolvido em água. Para Jean usar quando – e se – decidisse que tinha chegado ao seu limite, conforme o pedido que fizera ao marido.

A melhora trazida pela quimioterapia era um alento. Jean viveu algumas semanas com a doença relativamente estabilizada, dando até sinais de regressão. Até que um dia ela amanheceu com o pescoço completamente enrijecido. De volta ao hospital, as radiografias revelaram que o câncer tinha atingido a parte superior da coluna vertebral.

Jean sempre dissera que quando o câncer chegasse ao pescoço, seria o fim, porque isso significaria que a doença estava perto demais do cérebro. E a dor voltara com toda a força. A quimioterapia tinha funcionado bem, mas sua contribuição se esgotara. Não havia mais o que fazer.

Jean sabia que tinha talvez mais três ou quatro semanas para viver, em agonia, à espera de que aquela doença selvagem cumprisse seu curso final. Então, em conversa com Derek, aludiu ao pacto que tinham feito. E o marido lhe contou que, conforme combinado, tinha tomado providências para protegê-la de um fim horrendo.

Jean disse a Derek que, quando fosse embora, queria estar em casa, sozinha com ele. Fez o marido prometer que jamais a deixaria morrer num hospital. Derek elogiou sua coragem e sublinhou o direito que ela tinha de escolher o lugar e o momento de partir.

Quando se deu conta de que, em um mês, eles completariam vinte e um anos de casados, e que Jean não estaria ali para celebrar com ele, Derek desabou num choro convulso.

Jean, em seguida, pediu a Derek que, depois de sua partida, contasse a seu pai exatamente como ela tinha morrido. Para que ele não pensasse que ela tinha sofrido barbaramente, ou que tinha vivido seus últimos momentos como um vegetal, sobre uma cama. O pai tinha acompanhado o martírio da mãe. Jean queria que ele soubesse que ela não tinha morrido assim.

Jean disse a Derek que não queria deixá-lo, mas que não aguentava mais viver daquela maneira. Restava o consolo de poder morrer em paz, no seu quarto, desfrutando da presença e do amor do marido.

Jean escolheu morrer às 13h. Na manhã que antecedeu sua morte, ela se dedicou a repassar, com Derek, os melhores momentos do casamento de duas décadas – que, até pouco tempo atrás, ambos imaginavam estar chegando apenas à metade, se tanto.

Então, às dez para uma, Derek foi à cozinha e preparou duas canecas de café com leite. Numa delas, colocou os remédios dissolvidos, e a ofereceu a Jean.

Jean se despediu do marido. E esvaziou sua caneca de uma vez. Adormeceu em segundos. Cinquenta minutos depois, sob o olhar zeloso e emocionado de Derek, parou de respirar.

Jean Humphry morreu em março de 1975, seis dias depois de completar 43 anos, em Chippenham, condado de Wiltshire, na Inglaterra.

Quando Jean morreu, a morte voluntária assistida (MVA) era proibida no Reino Unido. E a situação permaneceu a mesma até 29 de novembro de 2024, meio século depois, quando, pela primeira vez, o parlamento britânico aprovou um projeto de lei, o *Terminally Ill Adults (End of Life) Bill*, algo como "Projeto de Lei dos Adultos com Doenças Terminais (Fim da Vida)", que, uma vez referendado em todas as instâncias, vai garantir aos cidadãos da Inglaterra e do País de Gales o direito de morrer com dignidade.

Jean, nos anos 1970, não fez nada ilegal – por pouco. Até 1961, cerca de dez anos antes de ela descobrir a doença, a tentativa de um indivíduo de acabar com a própria vida era considerada crime na Inglaterra – se sobrevivesse, a pessoa seria processada, julgada, condenada e presa.

Já Derek poderia ter sido sentenciado a até quatorze anos de prisão pela assistência que prestou a Jean. Tanto quanto o médico que o ajudou – e cuja identidade Derek jamais revelou. Felizmente, o procurador público decidiu não processar Derek, como é comum acontecer em casos de morte voluntária assistida, quando fica claro que se age de boa-fé, movido por amor e solidariedade, atendendo ao pedido expresso de uma pessoa próxima que está desenganada e em sofrimento.

A história de Jean veio a público três anos depois da sua morte, em 1978, quando Derek publicou *Jean's Way* (algo como "Do jeito de Jean"), contando em detalhes tudo o que havia ocorrido – os filhos do casal se recusaram a lê-lo. O livro, provavelmente o primeiro relato de uma morte voluntária assistida, se tornou um *best-seller*.

Derek Humphry se mudou para os Estados Unidos e em agosto de 1980 fundou a Hemlock Society ("Sociedade da Cicuta"), entidade pioneira na defesa da MVA. Ele liderou a organização até 1992, quando ela já tinha 40 mil membros e 80 escritórios espalhados pelo país.

Derek dedicou sua vida e sua carreira à causa da autodeterminação e se tornou um dos nomes mais importantes do movimento mundial pelo direito à morte com dignidade. Em 1994, ele participou ativamente do processo de aprovação do *Death with Dignity Act* (algo como "Lei da Morte com Dignidade"), no Oregon, que se tornou o primeiro estado americano (e a primeira jurisdição do mundo) a legalizar a MVA – a legislação entrou em vigor em 1997.

Derek Humphry morreu em 2 de janeiro de 2025, aos 94 anos, de insuficiência cardíaca.

Outras dez jurisdições americanas legalizaram a MVA desde então: Washington e Montana (2009), Vermont (2013), Califórnia e Colorado (2016), Washington D.C. (2017), Hawaii, Maine e Nova Jersey (2019) e Novo México (2021).

Ida
(Estados Unidos, 1983)

Quando Ida foi diagnosticada com câncer de ovário, uma das doenças malignas mais sorrateiras que alguém pode descobrir em seu corpo, o tumor já tinha se espalhado. Ela tinha 72 anos quando, de um dia para o outro, soube que era uma paciente em estágio terminal.

Ida se submeteu a uma histerectomia – a remoção cirúrgica de seus ovários, útero e trompas de falópio. Voltou para o quarto gemendo e se contorcendo de dor. Haviam interrompido o uso de analgésicos na sala de recuperação porque sua pressão arterial baixara.

Betty, sua filha única, que a acompanharia ao longo de todo o percurso, percebeu, em conversa com o residente de plantão, que o perigo de lhe medicarem para a dor não era tão grande assim – mas era política do hospital errar por segurança. A preocupação com o bem-estar do paciente vinha depois.

Betty se dava conta de que a dor humana não causava problemas à equipe médica – pacientes não morrem de agonia, mesmo que o desejem. Ao trocar a dor do tumor pela dor da cirurgia, o hospital estava cumprindo a sua parte. Se para sua mãe o sofrimento tivesse se tornado ainda mais intenso, paciência.

Na sequência, Ida se submeteria a oito sessões de quimioterapia, uma por mês. Viria até o hospital, onde receberia os medicamentos em aplicações intravenosas – a primeira delas realizada antes mesmo de ela voltar para casa. Nos meses que se seguiram, Ida sofreu muito com as dores – e também com as náuseas – decorrentes do tratamento.

O vômito começava em geral depois do almoço – embora Ida estivesse comendo cada vez menos. Na primeira hora, ela vomitava a cada quinze minutos. Depois, pelas próximas três horas, a cada dez minutos. Depois disso, a cada vinte minutos, até a noite. Entre os vômitos, Ida cochilava ou ficava deitada com os olhos fechados. Pelo meio da tarde, ela já não tinha forças para levantar a cabeça nem para limpar a boca. As últimas regurgitadas vinham verdes – bile.

Betty pensava em como a mãe a surpreendera com aquela resiliência. Ela imaginava que Ida fosse preferir a morte àquela tortura. Mas ali estava ela, encarando sua nova rotina – uma maratona supliciante. Na quarta sessão de quimioterapia, tendo atingido a metade do tratamento, Ida disse que estava se sentindo *muito* mal. Tinha perdido os cabelos, estava fraca e, àquela altura, já não lhe restava qualquer ilusão sobre o tanto de sofrimento que ainda estava por vir.

Um dia, Ida segurou a mão de Betty e disse, com um fio de voz: "Por favor, alguém faça isso acabar. Por favor". Betty a beijou na testa e sentiu nos lábios o suor frio da mãe. Então se aproximou do seu ouvido e disse: "Isso vai acabar em breve". Ao dizê-lo, pensava consigo: "Deus, por favor, permita que isso seja verdade".

Numa das últimas sessões de quimioterapia, Betty, que sempre temia que a próxima aplicação pudesse forçar demais o corpo da mãe e matá-la, olhou para Ida sobre a cama e quase não a reconheceu – moribunda, com os lábios e as bochechas muito inchados, tinha os ombros estreitos arqueados e o corpo murcho, como se seus ossos tivessem sido removidos e não houvesse nada firme debaixo da pele.

Ida já estava àquela altura fraca demais para andar. Então pediu a Betty: "Por favor, me leve para casa". Ao chegarem no apartamento da mãe, Betty ajudou-a a vestir a camisola e a colocou na cama. Ida virou de lado e se aninhou sob as cobertas, como fazem as crianças quando estão com medo. Adormeceu imediata e profundamente.

Finda a quimioterapia, Ida se manteve bem por um ano. Em mais de uma ocasião, contemplando a mãe, quinze quilos mais magra, completamente fragilizada, Betty pensava que o alívio daquele período de estabilidade não era sinônimo de regozijo. Betty aprendia, ali, que a felicidade exige um acontecimento positivo; a simples atenuação de uma experiência negativa não basta. Enfim: não se sentir mal não é o mesmo que se sentir bem.

Então uma dor apareceu no abdômen de Ida – e não foi embora. Betty e a mãe não disseram uma à outra o que estavam pensando – mas ambas imaginaram a mesma coisa. Depois de uma semana, foram ao hospital. E os exames confirmaram a má notícia: Ida tinha tido uma recorrência. Na mesma área do ventre. O médico sugeriu mais seis sessões de quimioterapia.

Betty pensava que a mãe, na sua idade, com um câncer recidivo, não tinha muito tempo pela frente. Talvez a quimioterapia pudesse prolongar um pouco a vida dela – talvez não. O que parecia certo era que a quimioterapia tornaria o tempo que lhe restava ainda mais insuportável.

O médico disse que não era possível operar. O tumor tinha reaparecido numa região de onde não poderia ser removido. Ida disse a ele que sua expectativa em relação ao câncer era outra. "Eu esperava uma sentença de morte sumária, e não uma interminável sessão de tortura. Isso é uma surpresa para mim." O médico falava com elas olhando para o chão. Permaneceu em silêncio depois da fala de Ida. E, em seguida, se retirou do quarto.

Ida voltou para casa. Em seguida, descobriu duas maneiras de atenuar a dor lancinante que lhe habitava as entranhas: não comer e não andar. Cada vez que comia ou caminhava, ela "pagava caro", como dizia.

Então Ida e Betty decidiram visitar outro oncologista. E ele se mostrou ainda mais frio do que o primeiro médico. "Minha querida, detesto ter de lhe dizer isso, mas o que lhe deram em termos de quimioterapia é uma gota em um balde. Aqui, teríamos lhe tratado de forma muito mais agressiva, desde o início. Essa é a minha recomendação: tratá-la de modo agressivo agora."

O médico continuou, sob o olhar incrédulo de Betty. "O tratamento é pesado. Nossa estratégia é levar os pacientes até quase a morte e então", ele fez um movimento de escavação com a mão direita, "resgatá-los de lá". Ao dizê-lo, o médico se voltou para Ida: "A senhora tem alguma pergunta?".

Ida olhou o médico nos olhos e disse, com voz baixa e firme: "O que eu mais desejo no mundo é poder tomar algum tipo de comprimido e... acabar com isso de uma vez por todas". O médico disse que entendia como ela se sentia. E se despediu das duas.

Depois Ida comentaria com a filha: "Ele se divertiu conosco". Betty estendeu à mãe um olhar solidário. Ida complementou: "Acho que ele foi cruel". E pediu a Betty que perguntasse ao oncologista quais eram suas chances reais de recuperação se decidisse se submeter ao tratamento agressivo que ele propunha.

Betty procurou o médico, que lhe disse: "Estimo que sua mãe tenha trinta por cento de chances de remissão – não sei por quanto tempo –, seguindo com o tratamento convencional. Com a droga que estamos sugerindo adicionar às aplicações", ele encolheu os ombros, "talvez sessenta por cento – também não sei dizer por quanto tempo".

Betty pensava na sorte que o pai tivera ao cair morto em um ataque cardíaco.

Então contou à mãe sobre a sua conversa com o oncologista. "Ele disse que sem quimioterapia a doença vai se espalhar rápido", engoliu seco, e "tudo vai acabar... logo".

Ida assentiu lentamente. Então virou a cabeça em direção à janela. "Ah, eu gostaria que fosse assim", suspirou. "Eu me sentiria muito melhor se soubesse que isso é verdade."

Numa das voltas de Ida ao hospital, mercê das dores e das náuseas que não lhe davam um dia de paz, Betty encontrou a mãe com o olhar mole, drogado, e o corpo curvado sobre uma cadeira de rodas, tão fraca que mal conseguia segurar sobre o colo o recipiente plástico para aparar o vômito.

Mais tarde, Ida lhe contou que vivera naquele dia o episódio mais humilhante da sua vida. Recebera, um tanto a contragosto, um amigo próximo, que insistira em vê-la, furando o cerco que ela própria se impusera, ciosa da sua aparência e da sua condição. De repente, ela sentiu que precisava ir ao banheiro. Pediu licença, se levantou com dificuldade, e fez questão de atravessar o quarto sozinha. Quando chegou à toalete, percebeu que estava com o roupão sujo, que a cama estava suja, e que havia deixado um rastro no chão atrás de si.

O câncer estava bloqueando seu intestino. Isso prejudicava a ingestão de alimentos e líquidos, e também impedia seus movimentos peristálticos. Como resultado, dias e dias de constipação podiam se transformar, de uma hora para outra, numa diarreia incontrolável.

Com os olhos marejados, Ida olhou para Betty e disse: "Não faz mais sentido. Minha vida acabou. É hora de ir embora. Por que eles não me ajudam com isso?". Betty disse que era contra a lei. Ao que Ida respondeu: "Não deveria ser. Se uma pessoa quiser partir, ela deveria poder fazê-lo. Eles não se importam com o que o paciente realmente quer. Nem com o que a pessoa está sentindo. Isso não está certo".

Dois dias depois do seu último retorno para casa, o corpo de Ida travou novamente. Ela não conseguia comer, mal conseguia beber água. E, outra vez, não conseguia evacuar.

Betty ligou para um médico que conhecera em sua carreira de repórter de TV. Perguntou a ele quanto tempo a mãe tinha. Ele disse que não sabia. Betty pediu que ele lhe dissesse qual era o cenário mais provável. "Um quadro assim pode perdurar por várias semanas. Ou vários meses", disse ele. "Mais provavelmente, meses. Mas não acho que chegue a um ano."

Ao desligar o telefone, Betty se sentou, cobriu o rosto com as mãos e chorou longamente. Algo que não fazia havia muito tempo. Ela não sabia se chorava porque sua mãe iria viver tão pouco tempo ou porque demoraria tanto a morrer.

Ida dizia que seu único alívio agora era dormir. Ela estava de mãos dadas com Betty quando recolheu o braço e encarou a filha com olhos duros. "Como vou sair dessa? Onde está a porta?", perguntou.

"Tive uma vida maravilhosa", disse Ida. "Mas agora acabou. Ou deveria acabar. Não tenho medo de morrer. Tenho medo de continuar viva, à mercê desta doença e do que ela está fazendo comigo. Eu não estou melhor. Estou a cada dia pior. Eu não vou melhorar. Não há mais alívio para mim. Nada além dessa náusea e dessa dor que não passam. Não vou fazer mais quimioterapia. Não tem mais sentido".

Ida fez uma pausa, tossiu. Mas manteve os olhos fixos em Betty. "O que acontece comigo agora? Terei de morrer lentamente? Eu não quero isso. Eu não me importaria que o câncer me matasse logo. Mas me matar devagar, desse jeito, aí sim, eu me importo.

"Todo dia é ruim. Não estou dizendo que não poderia ser pior. Sei que algumas pessoas sofrem e ainda assim se apegam à vida. Mas para mim isso não é vida. Viver é passear, visitar você, sair com meus amigos... comer! Lembra como eu adorava comer? A simples ideia de comida agora me enoja." Ida fechou os olhos. "Tudo me enoja. Se eu tivesse uma vida, eu a desejaria. Mas desse jeito eu não quero."

Betty perguntou à mãe se ela tinha certeza de que era isso mesmo que desejava.

"Ao lado da sua felicidade, morrer é a coisa que mais quero no mundo", respondeu Ida. "Eu me sinto péssima o tempo todo. Esses médicos não sabem o que é estar doente dessa maneira. Eles entendem muito da profissão deles – mas não entendem nada das pessoas nas quais a praticam.

"Por que não podem simplesmente me dar um comprimido para que eu me livre disso? As pessoas deveriam poder contar com auxílio médico para ir embora. Se eles executam assassinos nesse país, por que não podem ajudar gente que nunca fez mal a ninguém a deixar de sofrer?"

Então Betty procurou outra vez o médico que havia entrevistado. Contou a ele sobre a agonia da mãe e lhe perguntou que medicamentos poderia oferecer a ela. O médico concordou que não havia nada além de sofrimento nos dias que Ida tinha pela frente. E orientou Betty quanto às drogas mais adequadas e como ministrá-las.

O médico encerrou o telefonema dizendo: "Não se surpreenda se sua mãe mudar de ideia. É inteiramente possível – e até provável – que ela o faça". E acrescentou: "Você ama sua mãe, você não quer que ela morra. Mas exatamente porque você a ama, você não quer que ela sofra. Aconteça o que acontecer, não será fácil".

Betty contou a Ida da conversa com o médico. E Ida exultou. Perguntou se poderia ingerir os medicamentos já na manhã seguinte. Disse a Betty: "Não quero que você esteja comigo. Quero fazer isso sozinha". Betty respondeu que estaria com ela até o final. Ida consentiu.

"Por favor, querida, não fique chateada. Estou fazendo o que quero fazer. Não sinto nem um pouco de pena de mim mesma. Tenho sorte de poder sair dessa. As pessoas de quem sinto pena são aquelas que querem ir embora e não conseguem. O que fazem as pessoas que estão em sofrimento e não têm filhos caridosos como você?", disse Ida.

No dia combinado, Betty trouxe os medicamentos. Ida tirou sua aliança de casamento e a entregou à filha. "Acho que é a primeira vez que tiro esse anel desde que o coloquei no dedo, há mais de cinquenta anos. Casei com seu pai em 1931.

"Vivi setenta e seis anos maravilhosos – quantas pessoas podem dizer isso? Mas agora acabou. Agradeço a Deus que meu cérebro ainda esteja funcionando para que eu saiba que está na hora de ir. Agradeço também por ainda ter condições de engolir esses medicamentos sozinha", disse Ida.

Betty percebeu que a mãe estava usando maquiagem.

"Querida?", disse Ida. "Eu te amo."

O nó que Betty carregava na garganta se fechou em definitivo. Ainda assim, ela disse: "Eu também te amo, mãe".

Ida tomou os comprimidos, na ordem certa, um a um. Betty desabou na cadeira ao lado da cama, soluçando. Em seguida olhou para a mãe. Suas feições estavam serenas. Betty percebeu que Ida finalmente encontrara a porta que tanto procurava. E que tinha acabado de fechá-la, suavemente, atrás de si.

Ida Rollin morreu em outubro de 1983, aos 76 anos, em seu apartamento, em Nova York.

A história de Ida foi contada por Betty Rollin no livro *Last Wish* ("Último desejo"), publicado em 1985. *Last Wish* foi lançado em dezenove países e transformado em filme em 1992.

Em 1975, a própria Betty havia descoberto um caroço maligno em seu seio esquerdo, aos 39 anos. Ela passou por uma mastectomia e se recuperou. Em 1978, escreveu *First, You Cry* ("Primeiro, você chora"), o testemunho pioneiro de uma sobrevivente de câncer. *First, You Cry* virou filme para a televisão em 1984 – ano em que Betty descobriu um câncer na outra mama, o que lhe impôs uma segunda mastectomia.

Betty escreveu: "Há um drama inerente a qualquer morte, mas uma morte escolhida – que não é resultado de depressão ou desespero, mas de razão e coragem – carrega também uma espécie de majestade".

Ida vinha se ocupando dos preparativos da sua morte desde antes de ficar doente. "Ela fazia isso sem nenhum traço de martírio ou tom lúgubre, mas com naturalidade. Não era sequer um dever – ela tinha prazer e orgulho em preparar a sua saída, em deixar tudo organizado", escreveu Betty. "Minha mãe escolheu morrer à sua maneira; não quando a morte a convocou, mas quando ela decidiu convocar a morte".

Betty se tornou ativista dos direitos de fim de vida nos Estados Unidos. Em 2020, com a morte do marido, a saúde de Betty começou a piorar. Ela escolheu morrer na Basileia, na Suíça, em novembro de 2023, auxiliada pela Pegasos, organização suíça que acolhe pessoas que buscam a MVA. Tinha 87 anos.

Ela precisou viajar porque, quarenta anos depois da morte de Ida, o estado de Nova York, onde Betty residia, ainda tinha uma legislação que lhe negava o direito à morte voluntária assistida.

Um dos obituários de Betty Rollin grafa que "muitos podem escolher, por diversas razões, suportar a dor, o sofrimento prolongado, o medo e a incerteza que muitas vezes acompanham o processo de morrer. Outros, como Betty, podem querer controlar esse processo e escolher o local, a hora e as circunstâncias da mais pessoal e privada de todas as experiências: a morte". E conclui: "A questão que fica é: por que o primeiro grupo deveria impor sua vontade sobre a vontade do segundo?".

Betty nunca foi processada pelo auxílio que prestou à morte de Ida – como sói acontecer, também nos Estados Unidos, nesse tipo de situação.

Lisette
(Austrália, 2002)

Lisette Nigot não estava doente, nem padecia de dores. Aos 79 anos, achava que já tinha vivido o suficiente. Então decidiu que não queria completar 80.

Lisette, nascida na França, havia se mudado para a Austrália em 1967. Em 1995, recebera o mais alto prêmio acadêmico francês, o *Office of the Palmes Academiques*, oito anos depois de se aposentar do Departamento de Estudos Franceses da University of Western Australia, em Perth.

Lisette gostava de dizer que havia vivido três vidas – até a Segunda Guerra Mundial, tivera seus anos de formação, na França. No pós-Guerra, nos Estados Unidos, atuara como gerente de promoções do hotel Waldorf Astoria, em Nova York, onde conhecera gente como o então presidente francês, Charles de Gaulle, Marilyn Monroe e Salvador Dalí. E, depois dos anos 1960, desenvolvera sua carreira acadêmica na Austrália.

Lisette contatou pela primeira vez a Exit International, organização de apoio aos direitos de fim de vida, liderada pelo médico australiano Philip Nitschke, em 1999. Ela procurou Philip, depois de um workshop ministrado por ele em Perth, e disse que planejava morrer dali a três anos. Philip lhe perguntou que doença era aquela que ela tinha, que estabelecia um prazo tão preciso. Lisette disse que não estava doente. Apenas considerava que 80 anos era uma excelente idade para ir embora – não queria viver além disso.

Nos três anos seguintes, Philip manteve um diálogo com Lisette, na esperança de que ela mudasse de ideia. Mas o aniversário de 80 anos se aproximava e ela continuava convicta de que aquela era a sua hora de partir. As discussões entre os dois sobre o tema eram, às vezes, acaloradas.

Philip, certa feita, exasperou-se: "Lisette, você não está doente, por que não viaja o mundo, por que não se engaja em um projeto filantrópico, por que não escreve um livro?". Ao que Lisette prontamente lhe respondeu: "E você, doutor, por que não cuida da sua vida? Essa decisão é minha, não tem nada a ver com você. São os meus valores, não os seus. O que estou buscando aqui são informações especializadas sobre a melhor maneira de morrer, e não sua opinião sobre a minha escolha, e muito menos um sermão".

Lisette dizia que estava satisfeita com a vida que havia tido, e que estava farta de existir – já tinha vivido o suficiente. Philip então, pela primeira vez, se perguntou – "quem sou eu para dizer a ela o contrário?". Lisette não estava deprimida. Ao contrário, era, segundo Philip, uma mulher "intrigante e encantadora". Sua decisão de ir embora o entristecia. Mas ele havia compreendido, a partir das conversas que tiveram, que ela tinha esse direito. Philip já não tentava demovê-la da ideia – da mesma forma, nunca a encorajou a ir adiante. A decisão era unicamente dela.

Um mês antes de completar 80 anos, como era seu desejo, Lisette morreu ingerindo medicamentos. No bilhete que pregou atrás da cama, dizia que tinha vivido uma ótima vida, e que havia desejado ir embora antes que a existência se tornasse ruim.

Lisette Nigot morreu em sua casa, em Perth, na Austrália, em novembro de 2002.

Philip Nitschke se tornou um dos nomes mais proeminentes do movimento mundial pelo direito à autodeterminação e à morte com dignidade. Lisette foi muito importante na sua compreensão de que deixar de viver é, antes de tudo, uma prerrogativa pessoal – e não uma decisão que necessite da aprovação de um médico ou de qualquer outra autoridade. Parte do relacionamento de Philip com Lisette está registrado no documentário *Mademoiselle and the Doctor* ("A senhorita e o doutor"), de 2004, dirigido por Janine Hosking.

O estado australiano Northern Territory, terra natal de Philip, foi a primeira jurisdição do mundo a ter uma legislação específica permitindo a morte voluntária assistida, em 1995. (A legislação do estado do Oregon, nos Estados Unidos, foi aprovada em 1994, mas só entrou em vigor em 1997.) O *Rights of the Terminally Ill Act* (algo como "Lei dos Direitos dos Doentes Terminais"), do Northern Territory australiano, entrou em vigor em 1996. Em 1997, no entanto, o governo federal a revogou.

Nesse curto período de legalidade da MVA em seu estado, Philip Nitschke ajudou quatro pessoas a realizarem o procedimento – incluindo Bob Dent, a primeira pessoa no mundo a morrer amparada por uma legislação específica para a MVA.

Bob Dent sofria com um câncer de próstata em estágio avançado. Em 22 setembro de 1996, um domingo, na cidade de Darwin, capital do Northern Territory, depois de almoçar com a mulher, Bob apertou a tecla "sim" no computador fornecido por Philip, liberando a dose letal de barbitúricos em sua corrente sanguínea.

Philip havia desenvolvido um software que permitia que a pessoa, a partir de um notebook acoplado a uma seringa, depois de responder a uma sequência de questões confirmando sua vontade, operasse sua própria MVA. Philip batizou o aparelho de *deliverance machine* (algo como "máquina de libertação"). Com a volta da proibição, no ano seguinte, o invento foi aposentado. Em 2000, ele foi adquirido pelo British Science Museum, em Londres, onde se encontra em exposição permanente.

Bob Dent, no dia anterior à sua MVA, publicou uma carta-aberta, com os seguintes trechos:

"Li com crescente horror nos jornais sobre a tentativa [...] de derrubar a peça legislativa mais compassiva do mundo [...]

"Se você discorda da morte voluntária assistida, então não faça uso dela. Mas não me negue o direito de utilizá-la se e quando eu quiser [...]

"Estou imensamente grato por ter tido a oportunidade de usar o *Rights of the Terminally Ill Act* para pedir ao meu médico Philip Nitschke que me ajudasse a acabar com este sofrimento interminável e a encerrar minha vida de uma forma digna e tranquila."

Em 1997, com a revogação da "Lei dos Direitos dos Doentes Terminais" no Northern Territory, Philip fundou a Exit International, organização sem fins lucrativos, com escritórios em vários países.

A Exit defende que todo indivíduo adulto e no pleno domínio de suas faculdades mentais tem o direito de planejar o fim da sua vida de forma segura e pacífica, no momento que melhor lhe aprouver.

Em 2015, como reação às pressões e sanções que vinha recebendo do Medical Board of Australia, o conselho de medicina do país, Philip pôs fogo em sua licença médica e se mudou para a Holanda, um dos países com legislação mais avançada em relação aos direitos de fim de vida.

Em 2024, a MVA era legal em sete dos oito estados australianos: Victoria (2019), Queensland, Tasmânia e Western Australia (2021), South Australia e New South Wales (2023), e Australian Capital Territory (aprovada em junho de 2024, em vigor em novembro de 2025).

O pioneiro Northern Territory, jurisdição impactada diretamente pelo veto federal de 1997, que seria revogado apenas em 2022, ainda discutia legislação específica em 2024.

Albrecht, Walter, Edward & Joan
(Suíça, 2005, 2006 e Inglaterra, 2009)

Albrecht, viúvo, avô, homem religioso, pai de sete filhos, tinha 77 anos quando um acidente vascular cerebral (AVC) lhe paralisou parcialmente o braço e a perna direitos. Ele aprendeu a conviver com isso. Mas quatro anos depois um segundo AVC lhe roubou a linguagem e a capacidade de se comunicar. Então Albrecht perdeu a vontade de viver. A brutal afasia que se abateu sobre ele se revelou a pior coisa que poderia ter lhe acontecido.

Albrecht estava vivendo na casa da filha, Erika, uma médica de família, na Basileia, na Suíça. Diante da incapacidade de expressar o que estava pensando e sentindo, muitas vezes ele simplesmente urrava, em desespero.

Um dia, ao acordar, Erika foi até o quarto do pai e o encontrou desacordado. Na mesa, espalhados pelo chão, sobre o sofá-cama – por toda parte –, havia pacotes de remédios vazios. Acontecera o que Erika temia, o que havia tentado dissuadi-lo de fazer tantas vezes – Albrecht acabara com a própria vida ingerindo todos os medicamentos que encontrara em casa.

Erika hesitou em chamar os serviços de emergência. Como médica, ela conhecia bem o protocolo, sabia o que fazer diante de uma situação como aquela. Ao mesmo tempo, ela sabia do firme desejo do pai de ir embora, de interromper seu sofrimento diário, de recusar a precariedade daquela vida.

Então Erika decidiu respeitar sua vontade. Não tentou ressuscitá-lo. Juntou as coisas espalhadas pelo chão, com lágrimas lhe escorrendo pelo rosto, e saiu, por um instante, para colocar aquele material no lixo. De repente, ouviu um bramido irromper do quarto. Entrou correndo e viu seu pai, desperto, com os olhos embotados. Em meio à agonia de ter acordado e percebido que ainda estava vivo, ele conseguiu articular uma pergunta: "Por quê?".

Aquele questionamento ressoou fundo em Erika. Ela se perguntaria muitas vezes desde então: "Por que tem que ser assim? Por que alguém tem que sofrer desse jeito?".

Albrecht chegou a considerar se colocar à frente de um trem – uma linha férrea passava próximo à casa. Erika ponderou com ele como seria se sobrevivesse e saísse do evento ainda mais incapacitado pelos ferimentos – ela conhecia bem as estatísticas: na Suíça, para cada tentativa bem-sucedida de acabar com a própria vida de modo voluntarioso, havia vinte que não davam certo.

Erika pediu ao pai que considerasse também o impacto que aquilo teria na vida do maquinista, que nada tinha a ver com sua vontade de ir embora. Além de outras pessoas que seriam envolvidas numa morte desse tipo. Albrecht aquiesceu.

Então Erika procurou a Dignitas, uma das principais organizações suíças que auxiliam pessoas que buscam a MVA. Albrecht cumpria os pré-requisitos. Quando Erika deu ao pai a notícia de que havia aquela possibilidade, ele gargalhou longamente, fazendo balançar a longa barba branca. Erika evoluiu com o processo e, quando perguntou ao pai se era aquilo mesmo que ele queria, se estava feliz, os olhos de Albrecht brilharam intensamente – uma expressão de contentamento que havia muito ela não encontrava em seu rosto.

No dia do procedimento, que seria realizado em casa, Erika perguntou outra vez se aquele era mesmo o seu desejo. Albrecht pegou sua mão, apertou-a e beijou-a. Erika acariciou os cabelos macios e brancos do pai. E disse que iria buscar o café da manhã. Ao sair do quarto, afundou as costas contra a parede do corredor e chorou.

Voltou com uma bandeja bem fornida – queijos *camembert*, *roquefort* e gorgonzola guarnecidos com uvas, tomates e nozes, acompanhados de uma taça de vinho tinto. As coisas de que ele gostava. Albrecht sorriu, deu um tapa na perna, de alegria, e tentou pegar a garrafa de vinho. Erika disse que não – ele só podia tomar *uma* taça, ou a MVA seria cancelada. Ninguém pode realizar o procedimento se estiver com sua capacidade de discernimento alterada.

Na presença de Erika e de outro médico, que o havia examinado e assinado os papéis exigidos para o procedimento, Albrecht recebeu do representante da Dignitas um copo com sódio pentobarbital dissolvido. Ele o bebeu de um só gole. O representante colocou um pedaço de chocolate em sua boca, para aliviar o gosto amargo da droga. Albrecht cuspiu o chocolate numa mão e com a outra bateu na mesa, extraindo outra palavra do ventre árido da sua afasia – "vinho!".

Albrecht acariciou o rosto de Erika pela última vez. Olhou a filha longamente – ela tinha o rosto lavado em lágrimas. Então deitou a cabeça em seu ombro e adormeceu. Seu corpo foi relaxando cada vez mais. Em instantes, morreu, de modo pacífico, nos braços de Erika.

Albrecht Gottlieb Habegger morreu em março de 2005, aos 82 anos, na Basileia, na Suíça.

Um ano depois da morte do pai, Erika recebeu um chamado de urgência. Walter, um paciente de 86 anos, com metástase em vários órgãos, estava para se matar em casa com uma espingarda.

Erika conseguiu falar com ele ao telefone. Pediu a Walter que a esperasse; ela iria para lá e eles conversariam pessoalmente. Erika então lhe contou de um outro paciente que tinha dado um tiro na própria têmpora. A bala atravessara o cérebro sem o matar. O projétil lhe cortara os nervos ópticos e danificara uma das principais artérias do cérebro. A autópsia revelou que ele havia sangrado lentamente, por horas, até morrer.

Erika pediu também para que Walter imaginasse sua mulher ouvindo o tiro e entrando na sala. O que ela encontraria? Ele estava preparado para impor essa tragédia à sua esposa? Então Walter, desesperado, perguntou a Erika o que ele podia fazer para pôr fim ao seu martírio. Erika prometeu lhe contar sobre o auxílio que a Dignitas poderia lhe oferecer, desde que ele desistisse da espingarda.

Erika testemunharia, com Walter, pela segunda vez, a serenidade de uma morte conduzida no seio da família – o que contrastava muito com sua experiência de cuidar de pacientes terminais que muitas vezes atravessavam um período de declínio insuportável, na solidão de um leito de hospital, antes de morrer.

Cada vez mais, Erika se perguntava: que sentido fazia desconsiderar os desejos de alguém que está gravemente doente – e perfeitamente capaz de tomar uma decisão racional sobre sua condição?

Em 2007, um ano depois da morte de Walter, Erika começaria a trabalhar com a Dignitas, como uma das médicas encarregadas de fazer a triagem das pessoas que solicitavam acesso à MVA.

Nessa função, Erika travou contato com muitas histórias humanas. Entre elas, a de Edward Downes, 85 anos, um dos mais renomados maestros britânicos, que até três anos antes dirigia uma sinfônica, embora estivesse quase completamente cego. Tendo sido diretor musical da Royal Opera House, em Londres, e da Australian Opera, em Sydney, além de condutor emérito da BBC Philharmonic, na Inglaterra, ele não precisava enxergar a partitura, nem os músicos – em sua mente, visualizava a orquestra e conduzia a execução da música de memória.

Então *Sir* Edward – ele fora nomeado cavaleiro britânico em 1991 – perdeu também a audição. Um aparelho auditivo lhe permitia algum nível de comunicação com as pessoas num ambiente tranquilo. Mas ele não conseguia mais assistir a um concerto e muito menos reger uma orquestra – o aparelho embolava os sons. Sua vida tinha ficado definitivamente para trás.

Em conversa com Erika, Edward pediu que ela se imaginasse sentada numa sala sempre escura, sem capacidade de distinguir entre o dia e a noite, sem conseguir ouvir as risadas dos netos, sem poder vê-los brincar. Sua vida se resumia a esperar, todo dia, que aquele dia miserável acabasse. Para acordar no dia seguinte com o mesmo desejo. Suas costas doíam quando ele ficava sentado; seus joelhos doíam quando ele ficava em pé. Ele dizia que estava aprisionado na escuridão e que somente a morte poderia libertá-lo.

Edward pediu a Erika para ser honesta e lhe dizer que sentido podia haver em continuar existindo daquela maneira. Se estivesse em seu lugar, ela também não buscaria encerrar aquela espera ingrata?

Então Joan, mulher de Edward, que ele conhecera como bailarina do Royal Ballet britânico, e com quem estava casado havia cinquenta e quatro anos, foi diagnosticada com câncer pancreático, com metástases já instaladas no fígado. *Lady* Joan tinha 74 anos, não havia nenhuma esperança de cura, e ela escolheu não fazer o tratamento. Para Edward, a vida sem sua companheira perdia de vez o sentido. O casal decidiu partir junto, em 2009, num procedimento duplo de MVA.

A MVA dupla – o desejo de um casal de ir embora junto – tem acontecido com cada vez mais frequência. Ao longo de 2022, na Holanda, vinte e nove casais partiram dessa forma. Em fevereiro de 2024, Dries van Agt, político católico, líder do partido Democrata-Cristão, ex-primeiro-ministro holandês, e sua mulher, Eugenie, decidiram deixar de viver ao mesmo tempo. Ambos tinham 93 anos e estavam muito doentes – ele jamais se recuperou de um aneurisma cerebral sofrido em 2019. Dries e Eugenie – a quem ele chamava de "minha garota" – estavam casados havia setenta anos e morreram de mãos dadas.

Erika Preisig trabalhou com a Dignitas até 2011, quando fundou a Lifecircle, sua própria organização de acolhimento às pessoas que buscam a MVA. Desde então, ela se transformou numa das líderes mundiais do movimento pelo direito de morrer com dignidade.

Em 2014, Erika publicou *Dad, You Are Allowed to Die – A Physician's Plea for Voluntary Assisted Death* (algo como "Pai, você tem o direito de morrer – o apelo de uma médica pela morte voluntária assistida"), um testemunho pessoal e profissional de como o sofrimento do pai transformou suas convicções a respeito do seu papel como médica diante da dor e da angústia humanas.

A Suíça permite a MVA autoadministrada baseada em seu código criminal, que entrou em vigor em 1942 – e proíbe a MVA administrada por terceiros. Essa resolução, muito à frente da evolução do tema em outros países, parece se dever à compreensão racional e pragmática dos suíços de que, se acabar com a própria vida não é um crime, e se a decisão de partir é um direito do indivíduo, faz sentido que o ato tenha condições de acontecer de modo humanizado e não violento.

Além de ser o primeiro país a permitir a morte voluntária assistida a seus cidadãos, a Suíça também foi pioneira em oferecer o procedimento a pessoas de outras nacionalidades.

Hanne
(Canadá, 2016)

Hanne tinha 63 anos quando foi diagnosticada com esclerose lateral amiotrófica (ELA). Havia se aposentado, apenas duas semanas antes, do cargo de psicóloga, que ocupara por mais de três décadas no serviço público de saúde mental em Calgary, capital da província de Alberta, no Canadá.

No mesmo ano, 2013, Hanne descobriu um câncer linfático em estágio inicial. Tratou-o com dezesseis sessões de radioterapia – e a doença não voltou. Com a ELA, seria diferente.

Tudo começara havia pouco mais de seis meses, quando Hanne sentiu uma dormência estranha ao redor da boca e na língua. Agora, a doença estava oficializada. Não havia esperança de cura nem forma de abrandar a marcha inevitável daquele tremendo infortúnio.

Hanne se dedicou a pesquisar sobre o tratamento com células-tronco. Não havia nada que tivesse funcionado até aquele momento. Hanne descobriu que existiam mais de quarenta doenças neuromusculares catalogadas. Todas raras, todas sem cura.

A taxa de incidência de ELA girava em torno de cinco casos a cada 100 mil pessoas. Então, em Calgary, sua cidade, com pouco mais de 1 milhão de habitantes, haveria entre cinquenta e sessenta pessoas com a doença. Um terço delas, segundo as estatísticas, já estaria gravemente enferma. Um terço teria acabado de receber o diagnóstico – seu caso. A expectativa de vida média para pacientes de ELA era de dois a cinco anos.

O primeiro impacto da doença em Hanne foi a perda da fala. "Para meu horror, comecei a notar uma dificuldade crescente para articular as palavras. Esse quadro piorou rapidamente – era a paralisia bulbar", escreveu ela, que passou a se comunicar digitando num tablet.

Em seguida, ficou muito difícil para Hanne segurar adequadamente um garfo ou uma colher. Seus movimentos se tornaram vacilantes e fracos. Até que ela passou a deixar cair os talheres e a não conseguir segurar mais nada.

Os músculos dos seus braços e do pescoço perderam a força. Mexer as mãos e equilibrar a cabeça se tornaram atividades muito desafiadoras. Ao lado disso, Hanne passou a ter problemas de equilíbrio ao caminhar. Ela dizia que era o tempo todo como andar num trem em alta velocidade ou num barco pequeno sobre um mar agitado.

Numa das quedas que sofreu, Hanne quebrou o cotovelo e o antebraço, e teve uma fratura exposta no pulso – o risco de acidentes graves se tornava cada vez maior.

Hanne dizia que seus dedos estavam fracos e rígidos. "Eles estão ficando tortos, e não consigo mais endireitá-los. É como se uma sacola de compras muito pesada estivesse sempre puxando minhas articulações para baixo", dizia.

"Tenho, nas mãos, cerca de dez por cento da força que já tive. No início do dia, já não consigo mais digitar no tablet. É como se não existisse nenhuma condução eletroquímica entre meu cérebro e meus dedos. Nenhum estímulo nervoso parece ir da medula espinhal para as mãos", escreveu.

Em aproximadamente um ano, Hanne perdeu totalmente os movimentos do braço direito. Ela ainda se expressava digitando no tablet com o dedo indicador da mão esquerda – o único que ainda obedecia ao seu comando.

A ingestão de comida e bebida se tornou uma tarefa dificílima. A boca de Hanne deixou de abrir e fechar corretamente, prejudicando não apenas a mastigação, mas o próprio ato de introduzir alimentos ou líquidos por entre seus lábios. A maior parte do que Hanne tentava comer ou beber lhe escorria pelo queixo. Ela terminava aquelas sessões suja de comida, encharcada, e muitas vezes simplesmente desistia de engolir alguma coisa *antes* de conseguir matar a fome ou a sede.

Então começaram os engasgos, as tosses e os movimentos reflexos. Os músculos da deglutição também começavam a falhar. "Produzo ruídos horríveis ao tentar comer ou beber. Sinto nojo de mim mesma. Minha garganta fica cheia de saliva, porque não consigo engolir.

O líquido represado faz minha respiração soar como um gargarejo. Então a secreção bloqueia minha traqueia, o que me faz engasgar. Não consigo inspirar e preciso tossir aquilo tudo, para não sufocar. Daniel, meu marido, me ajuda com uma máquina de sucção. É muito angustiante para mim – e para ele também."

O processo de degeneração física e motora avançava todo dia. E não havia nada que Hanne pudesse fazer para controlar essa perda contínua de controle – e de dignidade.

Daniel passou a se encarregar da sua alimentação. Ainda assim, às vezes Hanne passava horas tentando beber água – era comum que se afogasse com um gole que conseguisse, com esforço, fazer escorrer para dentro da garganta.

Como era inevitável, Hanne precisou colocar uma sonda gástrica. Daniel a alimentaria por meio de um tubo acoplado diretamente ao seu estômago. No hospital em que se internou para o procedimento, alguns funcionários agiam como se ela não pudesse ouvir – ou como se não entendesse o que estava sendo dito, simplesmente porque não conseguia falar.

Então, em fevereiro de 2015, a Suprema Corte do Canadá anulou a proibição da morte voluntária assistida no país e deu ao governo federal um ano para elaborar uma lei para regular o procedimento. Em fevereiro de 2016, a Suprema Corte prorrogou o prazo por mais quatro meses. Durante esse período, pacientes foram autorizados a pleitear na Justiça o acesso à MVA.

Hanne já havia deixado claro a Daniel e a amigos próximos que desejava morrer de modo rápido e pacífico assim que a doença chegasse a um estágio que tornasse sua existência impraticável.

Quando começou a perder a capacidade de respirar adequadamente, por conta do enfraquecimento dos músculos do tórax, Hanne decidiu que aquele era o momento de ir embora. Daniel reconhecia que não havia por que ela sofrer por mais tempo.

Então Hanne contratou um advogado e apresentou seu caso às autoridades:

"Sofro de ELA há quase três anos. Desejo terminar minha vida com dignidade e em paz. Solicito acesso à MVA. Sou psicóloga aposentada, tenho 65 anos e tive uma vida saudável, produtiva e plena antes de contrair esta doença devastadora.

"A ELA é uma doença neurológica degenerativa. Até o momento, sua causa é desconhecida. A ELA não é tratável e é terminal. Os neurônios motores vão sendo destruídos, as fibras nervosas perdem sua condutividade e os músculos não recebem mais os impulsos do cérebro. Isto causa fraqueza crescente em todo o corpo – língua, lábios, braços, pernas, mãos, pés, pescoço, peito.

"Sou uma paciente terminal e minha condição está piorando rapidamente. Perdi o movimento em ambos os braços. Meus ombros estão tão rígidos que doem quando o cuidador os move. O processo de vestir uma camisa é excruciante. Minhas pernas estão cada vez mais fracas, não tenho mais equilíbrio algum, minha mão esquerda está muito fraca – essa é a última ferramenta que ainda tenho para me comunicar, pois perdi a fala há dois anos.

"A equipe de cuidados paliativos afirma que minha morte por problemas respiratórios será tranquila. Mas não quero esperar por isso. Desejo ter acesso imediato à MVA.

"Meu marido e meus cuidadores têm que me levantar da cadeira de rodas para me colocar no chuveiro, no vaso sanitário, na cama. Meu marido me dá banho, me veste, me alimenta. Os cuidadores também ajudam com meu tubo de alimentação. Como não consigo engolir mais nada, mesmo a água tem que ser bombeada para meu estômago através de uma sonda gástrica.

"Preciso de cuidado e de apoio constantes. Como não consigo mais me movimentar, meu marido tem que me mover de um lado para o outro na cama, para eu não desenvolver escaras.

"Nos últimos dois meses, tenho tido muitos problemas respiratórios. Várias vezes durante a noite tenho episódios de asfixia devido à saliva e ao muco que bloqueiam minha garganta e a traqueia. É um suplício diário. Meu marido precisa usar um dispositivo de sucção para me ajudar. Também tenho cãibras musculares frequentes, dores nas articulações, dores no pescoço devido à rigidez e à falta de movimento."

Hanne esteve presente nas sessões do tribunal que julgou seu caso. Ela temia chegar ao ponto em que não fosse mais capaz de comunicar seus próprios desejos. Felizmente, antes disso, teve seu pedido aprovado.

Mesmo com autorização judicial, Hanne não encontrou nenhum médico em Calgary ou em Alberta que aceitasse auxiliá-la em sua MVA.

Ela precisou viajar para Vancouver, na província de British Columbia, num momento em que esse deslocamento já lhe era muito difícil, para realizar o procedimento.

No quarto do hotel, na véspera da sua MVA, Hanne combinava com Daniel e com um casal de amigos próximos as últimas providências. Ao ligarem para um serviço funerário, encomendando um caixão para uma morte que aconteceria no dia seguinte, com hora marcada, o agente ameaçou chamar a polícia. Hanne, com esforço, digitou em seu tablet: "Isso está parecendo um esquete do Monty Python!".

Na manhã do procedimento, Hanne se despediu de Daniel e do casal de amigos. O médico aplicou a primeira injeção. E ela adormeceu imediatamente. Na sequência, uma segunda injeção. E então a terceira.

Hanne foi monitorada pelo médico por pouco mais de vinte minutos. Durante esse tempo, Daniel e o casal de amigos acarinharam seu rosto. E sussurraram em seu ouvido que a amavam. Então o médico declarou a morte de Hanne, que permanecia com uma expressão tranquila no rosto. Daniel e o casal de amigos choraram abraçados. Hanne havia partido.

Hanne Schafer morreu aos 66 anos, em março de 2016, em Vancouver, no Canadá. Foi a primeira canadense (fora de Quebec, província que havia legislado favoravelmente à MVA em junho de 2014 – em dispositivo que passou a vigorar em 2015) a ganhar na Justiça o direito de encerrar a própria vida com ajuda médica.

Em 2021, Mary Valentich, a amiga que acompanhou Hanne em seus momentos finais, publicou *Fighting for Hanne* ("Lutando por Hanne"), com base na correspondência entre as duas – Hanne escrevia para Mary com o único dedo que lhe restava, e que ia ficando a cada dia mais fraco.

Mary é crítica em relação à atuação dos médicos. "Morrer nunca é fácil, mas a ELA é uma doença horrível. Centímetro por centímetro, a paralisia se espalha gradual e insidiosamente pelo corpo. Não há o que fazer. A fase final é a paralisia completa. Os pacientes ficam literalmente trancados dentro de seus corpos inertes. O que torna tudo ainda mais assustador, porque a mente permanece intacta. A morte ocorre quando os músculos respiratórios colapsam, os pacientes não conseguem mais tossir e se afogam no próprio muco. Isso é o mais próximo que eu consigo imaginar de estar no inferno. Como qualquer médico, independentemente da sua religião ou de qualquer outro fator, pode assistir a esse martírio diário e se recusar a aliviar o sofrimento do paciente, que está suplicando por misericórdia, é algo que escapa à minha compreensão. É uma vergonha para a profissão médica que isso continue acontecendo".

Mary vai adiante: "Algumas unidades de cuidados paliativos também indicaram explicitamente que não concordavam com a opção da morte voluntária assistida, apesar da sua legalidade. Essa postura me parece problemática: os cuidados paliativos não servem exatamente para aliviar o sofrimento dos pacientes? Como eles podiam se recusar a ajudar Hanne? Que sentido faz se oferecer para auxiliar um paciente apenas 'aliviando sua dor' com morfina ou então deixando-o definhar, para que morra de desidratação e de fome?".

Mary também pondera que "uma pessoa gravemente enferma não deveria ter de gastar suas escassas energias tendo que contratar advogados para se explicar diante de juízes. Hanne estava em processo de deixar de existir. A última coisa de que precisava era ter tido de se deslocar a tribunais e empreender uma batalha jurídica para atingir seu objetivo – que era simplesmente deixar de sofrer. A escolha de viver ou morrer deveria ser um ato particular, sacramentado entre o paciente e seu médico".

Em março de 2016, mesmo mês da morte de Hanne, o serviço de saúde de Alberta informou que estava apto a realizar o procedimento de MVA. O órgão do governo da província, que não havia respondido nenhuma das mensagens de Hanne, criaria um site para que os cidadãos de Alberta se informassem sobre a morte voluntária assistida. Também em março de 2016, quase oitenta médicos de Alberta declararam à imprensa que estavam se preparando para começar a oferecer o procedimento de MVA.

Hanne não obteve ajuda dos seus conterrâneos quando precisou. No entanto, parece tê-los ajudado, com sua coragem e determinação, a dar um passo na direção correta.

A descriminalização da MVA no Canadá é uma história protagonizada por mulheres que foram à Justiça lutar pelo seu direito à autodeterminação.

Sue Rodriguez, outra paciente de ELA, solicitou assistência médica para morrer em 1993 e teve seu pedido negado pela Justiça canadense. Sue morreu em 1994, aos 44 anos, ajudada por um médico anônimo, perguntando: "De quem é este corpo? Quem é o dono da minha vida?".

Gloria Taylor, também paciente de ELA, morreu aos 64 anos, em 2012. Ela chegou a ter seu pedido de morte voluntária assistida aceito pela Justiça, mas morreu antes de realizar o procedimento, em decorrência de uma infecção.

Kay Carter, paciente de estenose espinhal degenerativa, doença que estreita o canal da medula na coluna vertebral e leva progressivamente à perda dos movimentos, morreu em 2010, aos 89 anos, em Zurique, na Suíça, com a ajuda da Dignitas.

No ano seguinte, sua família entrou com um processo alegando que a proibição do direito de morrer com dignidade em seu próprio país era inconstitucional e infringia a *Canadian Charter of Rights and Freedoms* (algo como "Carta Canadense de Direitos e Liberdades"), parte fundamental da lei magna do Canadá.

Em decorrência desse processo, em 2015, numa decisão histórica, a Suprema Corte canadense revogou a proibição da morte voluntária assistida no país – medida que validou também a legislação que a província de Quebec já tinha aprovado no ano anterior.

O procedimento seria regulamentado em junho de 2016, com o nome de *Medical Assistance in Dying (MAiD)* (algo como "Assistência Médica para Morrer"), destinado a ajudar pessoas cuja morte fosse previsível no curto prazo. Em março de 2021, a lei foi ampliada para incluir pessoas em sofrimento irremediável, mesmo que seu diagnóstico não indicasse morte iminente.

David
(Austrália, 2018)

Nascido na Inglaterra, em 1914, e tendo se mudado para a Austrália em 1948, David Goodall teve uma carreira brilhante como botânico e ecologista. Na Segunda Guerra, ao tentar se alistar na Marinha Real Britânica, foi barrado pelo pesquisador-chefe do seu programa de doutorado, que alegou que ele era muito mais importante para o futuro da agricultura no mundo do que para o esforço de guerra inglês. David assinaria mais de cem publicações científicas ao longo da vida.

Oficialmente aposentado em 1979, ele seguia editando artigos dos seus pares, trinta e sete anos depois, em 2016, aos 102 anos, na qualidade de pesquisador associado honorário não remunerado. Até que a universidade em que trabalhava, em Perth, considerou arriscado que ele continuasse viajando diariamente até seu escritório no campus. Propuseram que ele trabalhasse de casa, participando apenas de reuniões presenciais pré-agendadas.

David replicou dizendo que gostava de conversar com os colegas nos corredores, da rotina acadêmica em sua sala na universidade, e que tinha poucos contatos sociais fora do campus. O desacordo causou alvoroço. A filha de David afirmou que a mudança teria um impacto dramático no senso de independência e no bem-estar do pai. A universidade então comprometeu-se a transferi-lo para um novo escritório, num outro campus, mais próximo de sua casa.

David já tinha sido obrigado a desistir de outras atividades que amava, como dirigir – e atuar – no teatro. "Minhas habilidades diminuíram muito nos últimos dois anos, em especial minha visão", disse. Como a demonstrar que não tinha mais o desejo de seguir vivendo, começou a empacotar seus livros, companheiros que haviam servido de bússola ao longo de sua carreira.

Quando caiu em seu apartamento, e só foi encontrado dois dias depois pela faxineira, os médicos o orientaram a seguir a partir dali com cuidadores vinte e quatro horas por dia – ou que fosse transferido para uma casa de repouso.

Então David decidiu que esse era o seu limite. Já tinha vivido tudo o que tinha para viver. Chegara ao fim da sua jornada. Tendo sido forçado a abandonar as rotinas que o encantavam, e tendo diante de si a fase final do declínio físico, ele não encontrou razões para continuar existindo.

Apoiador da Exit International, organização de Philip Nitschke, desde sua fundação, David decidiu viajar à Suíça para realizar sua MVA com a ajuda da Lifecircle.

David não tinha uma doença terminal – ele sofria os efeitos da decrepitude e alegou "cansaço de viver". Considerava que sua qualidade de vida tinha se tornado inaceitável, e que estava na hora de ir embora. "Não quero continuar vivendo. Estou feliz por ter a chance de partir amanhã", declarou em uma coletiva de imprensa, na véspera da sua MVA, vestindo um pulôver com duas palavras bordadas: "Ageing Disgracefully" (algo como "Envelhecendo desgraçadamente").

David não estava triste – estava fatigado. Não estava deprimido – apenas lamentava não poder morrer na Austrália. (A lei que permite a MVA no estado Western Australia, onde ele vivia, só seria aprovada em dezembro de 2019, entrando em vigor em julho de 2021. A repercussão mundial da morte voluntária assistida de David contribuiu para essa aprovação.)

David se despediu dos filhos, netos e bisnetos. Alguns deles o acompanharam à Suíça. Ele solicitou que seu corpo fosse doado à ciência. Em caso de recusa, pediu para ser cremado e para que suas cinzas fossem espalhadas na própria Suíça. Também deixou orientações para que nenhuma cerimônia fosse organizada em sua homenagem.

David Goodall morreu aos 104 anos, em maio de 2018, na Basileia, na Suíça, ao som da Nona Sinfonia de Beethoven.

Brian
(Estados Unidos, 2020)

Brian tinha 66 anos quando foi diagnosticado com o Mal de Alzheimer. Os sintomas tinham começado a aparecer três anos antes.

Ele adorava revisar os textos de Amy, sua mulher, escritora. De repente, passou a evitá-los. Sua caligrafia de arquiteto rapidamente se transformou num catado de letras maiúsculas desarrumadas. E ele foi demitido, em menos de um ano, do escritório de arquitetura que o havia contratado com entusiasmo – sob a alegação de que era muito "lento". A chefe, que sempre simpatizara com ele, perguntou se ele estava usando algum medicamento que pudesse afetar sua concentração.

Nomes começaram a desaparecer – Brian passou a se dirigir às netas como "querida" ou "garotinha". Ele passou a embaralhar informações e a se repetir – certa feita, quando ofereceu o mesmo chocolate pela terceira vez a Amy, ela agradeceu e foi chorar no banheiro.

Em seguida, surgiram os problemas de propriocepção: Brian cortou a mão na cozinha, escorregou sozinho na varanda à frente de casa, caiu para trás de um banco de piquenique.

Quando agendaram uma consulta no neurologista, o quadro veio à tona: Brian acertou o nome do presidente, mas não conseguiu dizer nem o mês nem a estação do ano em que estavam. Quando lhe foi pedido para contar regressivamente, de 7 em 7, a partir do 100, ele respondeu que jamais conseguiria fazer isso.

O Alzheimer destrói a conexão entre os neurônios, impedindo a comunicação entre essas células nervosas. Primeiro no córtex entorrinal e no hipocampo (a parte do cérebro dedicada à memória), depois no córtex cerebral (área responsável pela linguagem, pelo processamento de informações e pelo comportamento social).

O cérebro de Brian estava em processo de desenrugamento. Os exames de imagem mostravam os espaços em branco, em que não havia mais massa encefálica. Brian tinha começado a desaparecer. Seu cérebro estava menor do que deveria ser na sua idade – em especial, a amídala, que processa as emoções e as conecta a outras funções cerebrais, como a memória, o aprendizado e os sentidos.

O neurologista disse que a expectativa de vida para um paciente de Alzheimer era de oito a doze anos – a contar do início da doença, não do diagnóstico. Estava claro que a mente de Brian iria embora muito antes que a vida se extinguisse em seu corpo.

O médico estimou que Brian já tinha perdido cinquenta por cento da memória recente. Quando pediram seu número de Seguro Social (semelhante ao CPF brasileiro), ele o forneceu com um pouco de hesitação. Mas não conseguiu dizê-lo de trás para a frente. O funcionamento da memória de Brian flutuava, fosse dentro de uma consulta, durante um dia ou ao longo de uma semana.

E não havia o que fazer. Não existe cura para o Alzheimer. A pesquisa mais avançada sobre a doença recomendava... dormir bem e comer mirtilos. Eis a dura questão que se coloca para quem sofre de demência – a cada dia que passa, você tem menos condições de decidir quanto tempo mais deseja ficar, ou se já chegou a hora de partir.

Amy e Brian chegaram em casa e choraram juntos, por um bom tempo. Combinaram que ele não dirigiria mais o carro. Baixaram um aplicativo de transporte em seu celular. Mas ele não conseguiu aprender a usá-lo.

Então Brian decidiu que não iria esperar que a doença progredisse. Tomou essa decisão quarenta e oito horas depois de receber o diagnóstico. E nunca voltou atrás. Disse a Amy que jamais pensara em acabar com a própria vida, mas que preferia fazê-lo enquanto ainda era ele mesmo. E pediu que ela o ajudasse.

Amy não hesitou em apoiar o marido em sua decisão. "Se ele pudesse tomar todas as providências sozinho, não estaria sofrendo de Alzheimer", ela ponderava consigo. Amy se dedicou a pesquisar meios para que Brian pudesse obter seu intento.

Era um exercício surreal. "Algumas pessoas optam por afogamento", comentou ela, em voz alta. "Não estou disposto a passar frio", respondeu Brian. E ambos esboçaram um meio-sorriso.

Amy às vezes se perguntava se uma outra esposa teria dito "não", negado ajuda e insistido em mantê-lo vivo a todo custo. E não sabia dizer se essa atitude hipotética seria melhor ou pior do que a dela.

Então Amy descobriu a Dignitas, cujo slogan é "*Live With Dignity, Die With Dignity*" ("Viva com dignidade, morra com dignidade"). Ela leu sobre morte voluntária assistida e se alegrou com o fato de que a organização acolhia estrangeiros. Brian e Amy eram americanos e viviam em Connecticut, uma das trinta e nove jurisdições nos Estados Unidos que ainda não tinham uma legislação favorável à MVA – apesar de dois terços dos cidadãos do estado apoiarem a descriminalização do procedimento.

Depois do périplo para conseguir toda a documentação e os registros necessários, sem qualquer apoio dos médicos americanos, que se arrepiavam ao ouvir o nome da organização suíça, Brian finalmente ganhou a luz verde provisória para viajar a Zurique, onde teria de se submeter a novos exames e entrevistas com os médicos locais.

Amy e Brian, antes de fecharem as malas, saíram para comprar, numa papelaria que frequentavam, cartões em que ele pudesse escrever bilhetinhos para os filhos e netos, a serem entregues depois da sua partida.

No avião, Amy e Brian brindaram, com um pouco de hesitação, ao sucesso daquela empreitada. Sem dizer o que costumavam dizer um ao outro, na hora do brinde – *Cent'anni!* (algo como "Que vivamos cem anos!"), um brinde bem italiano, que Brian aprendera com sua família. Não haveria *Cent'anni* para eles; Brian não estaria com Amy no próximo aniversário de casamento, quando comemorariam treze anos juntos. (Ambos estavam no segundo matrimônio.)

Ao chegarem ao hotel, em Zurique, Amy fez menção de comentar com Brian que o ambiente lembrava um pouco o hotel onde tinham se hospedado numa viagem que haviam feito a Amsterdã. Mas não disse nada, com receio de que ele não se lembrasse do hotel, nem da viagem.

O médico enviado pela Dignitas veio encontrar Brian no hotel. Amy perguntou a ele se podia acompanhar a entrevista. Ele respondeu que, claro, ela podia ficar – tudo aquilo lhe dizia respeito também. E Amy não conseguiu conter as lágrimas.

O médico disse a Brian que iria perguntar muitas vezes se ele tinha certeza de que era aquilo mesmo que desejava fazer. E sublinhou, repetidas vezes, que a qualquer momento, entre aquela conversa e o ato final, Brian estaria livre para mudar de ideia. O médico concluiu dizendo que, pessoalmente, torcia para que Brian pudesse encontrar um outro caminho.

Então o médico explicou o que iria acontecer depois que Brian recebesse a luz verde definitiva. Ele deveria chegar ao prédio da Dignitas, nos subúrbios de Zurique, na manhã do dia do procedimento, por volta das 10 horas. Lá, ele seria recebido por duas pessoas da organização. Haveria alguns papéis para assinar. Ele poderia fazer tudo no seu tempo, sem pressa.

Ele tomaria um antiemético, para que não vomitasse com a ingestão da droga letal. Teria até uma hora depois disso para decidir se queria mesmo ir adiante. Se precisasse de mais tempo, eles administrariam o antiemético novamente. E, outra vez, ele teria cerca de sessenta minutos para decidir se iria ingerir a droga. Depois de tomá-la, ele cairia num sono leve. Em seguida, num sono profundo. E então tudo acabaria.

O médico disse a Amy que ela poderia ficar com Brian pelo tempo que quisesse. E repetiu que, a qualquer momento do processo, ele poderia mudar de ideia. Isso não seria um problema. Ninguém ficaria surpreso. Ao contrário – todos na organização ficariam felizes por ele.

Brian disse que sabia o que estava fazendo. Reafirmou que estava seguro e que era isso mesmo o que queria.

Amy refletia que a janela entre escolher morrer e ser capaz de agir de forma independente, para um doente terminal, era estreita. Muitas pessoas perdiam (ou simplesmente não tinham mais) a condição de engolir. Ou de levar um copo até a boca. (Ações para as quais, pela legislação suíça, elas não poderiam receber ajuda.)

Ela se lembrava de um amigo cuja mulher fora diagnosticada com Alzheimer aos 50 e vivera até os 70 – ele contava que ela chegou ao ponto de esquecer como se mastigava e engolia um alimento.

Amy se lembrava também de uma neurologista nos Estados Unidos que lhes dissera que Brian deveria viver os últimos anos que lhe restavam, e que tinha de vivê-los com alegria. Brian e Amy se olharam. Claro que gostariam de ficar juntos pelo maior tempo possível. Claro que celebravam a alegria em suas vidas. Mas oito ou dez anos de declínio, incapacitação e perda de dignidade – com o desaparecimento da própria identidade – não pareciam ser capazes de fornecer qualquer alegria a ninguém.

Outra lembrança de Amy era de uma amiga cuja mãe, sofrendo de demência, tinha expressado o desejo de não enfrentar todo o calvário colocado à sua frente. Mas o tempo havia passado, sua condição se agravara, e a janela da plena consciência tinha se fechado para ela. Com a lucidez comprometida, ela já não tinha como procurar o auxílio de organizações como a Dignitas.

A amiga havia levado a mãe para casa – a família se revezava para cuidar dela. A perspectiva, quando não fosse mais possível atendê-la no ambiente doméstico, era de que fosse internada numa clínica especializada. E o melhor resultado que se poderia esperar para o seu caso é que ela morresse logo, com o menor sofrimento possível. A amiga dizia que a mãe muitas vezes não a reconhecia. Noutras, clamava por socorro, dizendo que algo muito estranho estava acontecendo ali – pedia para que ela, por favor, avisasse sua filha para ir tirá-la dali.

Ao deixar a Dignitas, no táxi a caminho do aeroporto, Amy se deu conta, pela primeira vez, de que estava no mundo sem Brian. Via as coisas acontecendo sem ele. E se sentiu sozinha. Lembrou-se de uma das frases prediletas do marido: não estamos aqui para que seja eterno, estamos aqui para que seja incrível.

Na noite anterior, Brian dissera a Amy que estava aliviado. Como não havia mais condições de viver, seu desejo era morrer sem sofrimento. Ele se confessava surpreso por se sentir tão aliviado, mas aquele era o seu sentimento genuíno. Por fim, pediu que Amy compartilhasse aquela história, que escrevesse a respeito do que lhes tinha acontecido.

Em 2022, Amy Bloom publicaria *In Love – A Memoir of Love and Loss* (algo como "Apaixonada – Memórias de Amor e Perda").

Brian Ameche morreu aos 66 anos, em janeiro de 2020, em Zurique, na Suíça.

Jean-Luc
(Suíça, 2022)

Jean-Luc Godard, um dos artistas mais influentes do século 20, cineasta que reinventou a linguagem do cinema, um dos fundadores da *Nouvelle Vague* francesa, nos anos 1960, não tinha um diagnóstico de terminalidade. Ele "recorreu à morte voluntária assistida" porque foi "acometido de múltiplas doenças incapacitantes", conforme declarou à imprensa o advogado da família. "Ele estava exausto. Quando percebeu que não conseguiria mais viver do jeito que considerava digno, disse: 'Agora chega', e escolheu deixar de existir. Essa foi sua decisão e era importante para ele que ela fosse do conhecimento de todos."

Nascido em Paris em 1930, em uma família franco-suíça, Jean-Luc Godard vivia havia décadas de modo recluso em Rolle, na Suíça. Ele morreu aos 91 anos, em setembro de 2022, em casa, pacificamente, na companhia da mulher.

3.
As palavras certas e como usá-las

Palavras têm passado, carregam sentidos, embutem conotações, expressam ideias e conectam ideologias. A escolha das palavras determina a própria conversa. Então há que se olhar para elas com rigor e empregá-las com critério e precisão.

Abaixo, alguns termos essenciais à compreensão do debate sobre os direitos de fim de vida – o que eles significam, sugerem, revelam ou escondem. E o uso que podemos, devemos ou queremos fazer deles.

Há dois caminhos para quem deseja deixar de viver.

De um lado, há o que podemos chamar de morte voluntária "desassistida". O que comumente chamamos de *suicídio* – também conhecido como "suicídio irracional" ou "suicídio comum". Trata-se, em geral, de um ato intempestivo, solitário e violento praticado pela pessoa contra ela mesma.

De outro lado, há a morte voluntária assistida (MVA) – a *Voluntary Assisted Death (VAD)*. Também conhecida como *Physician Assisted Suicide (PAS)*, "suicídio assistido por médico", e *Physician Aid In Dying (PAD)*, "ajuda médica para morrer". No Canadá, usa-se *Medical Assistance In Dying (MAiD)*, "assistência médica para morrer" – o acrônimo faz um trocadilho com *maid* ("camareira").

A morte voluntária "desassistida" é um procedimento muito arriscado (a maior parte das tentativas de "suicídio irracional" não dá certo, podendo acarretar sequelas gravíssimas). O "suicídio comum", portanto, costuma impor muito sofrimento, tanto para a pessoa que deseja ir quanto para quem fica.

Já a morte voluntária assistida é um procedimento que visa justamente oferecer às pessoas um meio seguro e digno de encerrar a própria vida, com supervisão médica. A morte, nesse caso, costuma acontecer de modo sereno, com a pessoa cercada pela família e pelos amigos.

A MVA pode acontecer de duas maneiras: *autoadministrada* (quando é o próprio indivíduo que se aplica ou ingere a dose letal do medicamento), em ambiente controlado, ou *administrada por terceiros* (quando o indivíduo solicita que outra pessoa – em geral um médico ou enfermeiro – ministre a substância, por via oral ou intravenosa).

A MVA autoadministrada, ou, de modo sucinto, "morte assistida", também chamada de "suicídio assistido", é aceita em todos os quatorze países que já legislaram favoravelmente à autodeterminação do indivíduo – com a exceção da província de Quebec, no Canadá. A MVA administrada por terceiros, também conhecida como "eutanásia", é aceita em nove desses quatorze países.

A MVA administrada por terceiros pode ser *ativa*, quando há uma intervenção médica para terminar a vida da pessoa, a seu pedido, como a injeção de uma grande dose de sedativos, ou *passiva*, quando apenas se interrompe, sempre a pedido do indivíduo, o tratamento necessário à sua sobrevivência.

A MVA administrada por terceiros em sua forma passiva é muitas vezes confundida com "ortotanásia". No entanto, trata-se de dois procedimentos distintos. A ortotanásia (que significa "a morte no tempo certo") consiste na limitação do uso de recursos médicos, em casos terminais ou de doença incurável – aquela vida é mantida, tão livre de sofrimento quanto possível, até que a morte aconteça naturalmente. Na ortotanásia, portanto, o tratamento é reduzido ou descontinuado, mas é a doença original que determina o fim da vida da pessoa.

Já na MVA administrada por terceiros em sua forma passiva, a *causa mortis* pode advir diretamente da retirada dos recursos que sustentam a vida do paciente. A ortotanásia permite que a morte aconteça, mas não a antecipa; a MVA administrada por terceiros em sua forma passiva de fato abrevia a vida.

Em suas duas versões – autoadministrada e administrada por terceiros –, a MVA representa o chamado "suicídio racional", uma decisão conscienciosa do indivíduo, bem refletida, nutrida por informações e opiniões médicas completas e transparentes, em geral empreendida por pessoas maduras, em seus últimos anos de vida, depois de muita conversa com a família e com os profissionais de saúde que as atendem.

A imensa maioria dos casos de MVA no mundo envolve indivíduos que já passaram dos setenta anos ou que enfrentam situações em que a qualidade de vida cai a níveis inadmissíveis, em decorrência de doença grave, condição incapacitante ou decrepitude.

O papel da MVA é proporcionar a essas pessoas, cuja existência se tornou insuportável, o controle sobre o que vai lhes acontecer, inclusive por meio da antecipação da sua morte, de modo pacífico e livre de agonia, no momento em que estiverem convictas de que é hora de partir.

Nos países em que as pessoas não têm direito à autodeterminação e nem acesso legal aos meios de morrer com dignidade, o único recurso do indivíduo que não deseja mais viver é o "suicídio irracional". Ou seja: em nome de defender a vida, legislações restritivas acabam impelindo as pessoas, em agonia, a empreender um ato de violência contra si mesmas.

A ajuda médica, em ambientes assim, se restringe, de modo geral, à "distanásia", também conhecida como "obstinação terapêutica", modelo de atendimento que busca prolongar a existência a todo custo, independentemente da qualidade da vida que está sendo mantida e, muitas vezes, indo contra o desejo da pessoa.

A distanásia também pode ser compreendida como um prolongamento do processo de morte – o fim poderia ser mais breve e mais leve, mas nós não o aceitamos, e assim o tornamos mais longo e mais sofrido.

Nesse cenário, ainda hegemônico na maioria dos países, o poder de decisão está concentrado na mão do médico – que, por sua vez, se vê cingido por lei a ignorar a vontade do paciente. Como resultado, a pessoa não tem muita escolha acerca do que vai lhe acontecer. Ela pode, no máximo, em algumas situações, recusar o tratamento indicado. Diante disso, é comum que o médico também se recuse a continuar o atendimento. E a pessoa se vê sozinha com seu próprio infortúnio.

Nas últimas décadas, esse exercício frio e impositivo da medicina – tornado oficial pela legislação – tem sido amainado pelos "cuidados paliativos", conjunto de práticas de assistência a pessoas na fase final da vida, em decorrência de doença ou de senectude, que visa tornar menos dolorosos, e o mais confortáveis possíveis, os últimos dias.

Um dos princípios do paliativismo é "não acelerar nem adiar a morte". Portanto, ele não resolve a questão de pessoas com incapacitação permanente, ou em sofrimento crônico, que não estejam vivendo uma situação de terminalidade – para quem o desespero é exatamente ter de continuar vivendo por tempo indeterminado sob condições que consideram inaceitáveis.

Embora os cuidados paliativos não assegurem ao indivíduo o direito à autodeterminação, eles contribuem para a humanização da medicina, ao elegerem o conforto do paciente como uma prioridade, em contraponto à aspereza da distanásia.

Da mesma forma, a ortotanásia, ao levar em conta a opinião do indivíduo acerca do caminho a seguir, representa um passo importante no sentido da autodeterminação. Embora não esteja regulamentada na maioria dos países, a ortotanásia não costuma ser criminalizada.

Fora desse cardápio – distanásia, cuidados paliativos e ortotanásia –, no entanto, não há alternativa em países como o Brasil. O que resta para uma pessoa em situação de sofrimento intolerável, que esteja decidida a antecipar sua morte, é, desgraçadamente, a morte voluntária "desassistida" – uma ação perigosa, traumática, em geral precária e voluntariosa, na maioria das vezes inefetiva, e que deve ser evitada, por expor o indivíduo a riscos enormes.

Outras palavras merecem ser olhadas mais de perto.

"Suicídio", por exemplo, é uma palavra ruim. Porque sugere o "homicídio de si mesmo". Ou seja: "suicídio", no mais das vezes, tem a conotação de um crime cometido pela pessoa contra ela própria.

No entanto, a decisão de deixar de existir é apenas mais uma entre as tantas escolhas individuais e soberanas que uma pessoa tem o direito de realizar ao longo da vida. E o encerramento da própria existência, em grande medida, só é realizado de modo cruento quando não há melhor opção disponível. A sanguinolência, portanto, parece advir mais da proibição do ato do que do ato em si.

Em tempo: não se deve dizer "*cometeu* suicídio", porque não se trata de um delito nem de um atentado. Morrer não é um ilícito e não é um pecado – é apenas uma etapa inexorável da vida.

"Suicídio irracional" também é um termo ruim. Porque dá a impressão de que se trata sempre de uma ação tresloucada. Em muitos casos, no entanto, essa pode ser a decisão mais refletida que alguém tomará na vida – nesses casos, de novo, a tragédia que se segue é resultado muito mais da falta de acesso a um método mais racional para o indivíduo levar a cabo seu intento do que da falta de racionalidade da sua decisão.

("Suicídio irracional" costuma, ainda, nomear ações impensadas e brutas de pessoas mais jovens, em oposição a "suicídio racional", em geral uma deliberação bem refletida e pacífica de pessoas mais velhas.)

"Eutanásia" é outra palavra problemática. Embora seu significado original, em grego, seja "boa morte", ela conota uma ação externa, que admite a possibilidade de ser imposta por terceiros, à revelia do indivíduo. Além disso, ela foi deturpada pelo nazismo, que a usou para nominar atos inomináveis de assassinato, genocídio e eugenia.

"Paciente" é um termo que carece de revisão, porque implica a ideia de que aquela pessoa é definida pela sua doença, de que a enfermidade é a característica mais marcante da sua identidade. E também porque imobiliza o indivíduo numa posição passiva e dependente em relação ao médico e à medicina.

"Morte natural" é outra nominação frágil, ao implicar a compreensão de que a morte voluntária assistida seria um evento "antinatural" ou uma decisão "não natural" do indivíduo. No entanto, ao escovar os dentes, ao extrair o apêndice, ao tratar uma micose na unha do pé, a pessoa já está realizando atos "não naturais". Ou seja, todas as ações humanas, todas as escolhas que fazemos, são *culturais* – e, portanto, "antinaturais". A morte é um evento "natural", um fato da vida – e não deixa de sê-lo quando é autoimpingida.

Diante desses cuidados com o léxico, há, entre os defensores da autodeterminação, quem advogue que, em vez de abandonar palavras contaminadas pelo conservadorismo, o melhor caminho seria assumi-las e desestigmatizá-las. Em vez de entregar os termos tradicionais de bandeja aos adversários do direito à morte com dignidade, o melhor seria recuperá-los, trazê-los de volta ao uso corrente com a devida ressignificação.

4.
A história de Eva
Parte II – (Brasil, 2023)

Sozinha num deserto de angústia

Guido voltou à casa da mãe, acompanhado dos filhos e de Anna, num fim de tarde abafado. Eva abriu a porta e abraçou Giulia e Francesco demoradamente. Chorou e sorriu muito. Estava feliz, aninhada no peito dos netos, ambos bem mais altos que ela.

Eva era uma avó zelosa. Desde quando os netos ainda eram bebês. Nos passeios, ela caminhava à frente do carrinho duplo, garantindo que ninguém tocasse nas crianças. (Incrivelmente, muitos desconhecidos tratavam crianças de colo como um fenômeno público a ser festejado – e apalpado.) "Por favor, não encoste", ela dizia. Depois, em casa, ria com Guido e Anna da cara que as pessoas faziam.

Eva, de certa forma, reconstruía com os netos sua relação com a maternidade. Como mãe, havia uma ética a construir no modo como agia. Como avó, só tinha uma preocupação: colocar-se à disposição das crianças, expressar seu amor por elas. Batia gemadas, se deixava pintar (e esculhambar), ia para o chão, imergia nas brincadeiras, oferecia frutas e água a todo momento.

Eva, que se debatera com o papel de mãe, questionando as imposições sociais desse modelo, deixou-se abduzir completamente pela condição de avó. Ela assumia esse papel duas vezes por ano. E dedicava-se a ele completamente. Quando estava com os netos, não havia outros interesses nem compromissos em sua vida. Eles eram seu único foco de atenção.

Diante de Guido, das crianças e de Anna, Eva se colocava como um recurso infinito, adaptável a qualquer circunstância, com o qual eles poderiam contar incondicionalmente. Como se ela nunca fosse sentir falta de nada em sua determinação de não lhes deixar faltar coisa alguma. Como se ela fosse imortal.

Eva se via como esse esteio inesgotável. Oferecia seu tempo, sua atenção, sua energia, os dinheirinhos que tinha guardados – invariavelmente passava a mão no bolso, tirando dali sua pequena carteira de couro, recheada com as notas graúdas que sacava para viajar, e perguntava ao filho e à nora se estavam precisando de algum. Guido dizia que aquilo era uma ostentação burguesa, um gesto capitalista vulgar, uma tentativa de humilhação dos menos favorecidos, e ela dava risada.

Anna certa vez comentara com Guido que jamais conhecera alguém mais altruísta que sua mãe na condição de avó. Eva era assim, também, em grande medida, com seus poucos e bons amigos. Aquela mulher precavida e cética em suas relações com o mundo externo se tornava um porto seguro para as pessoas que ela acolhia em seu círculo.

Eva sonhava com uma harmonia universal em que os seres humanos construíssem juntos uma condição geral de bem-estar que pudesse ser desfrutada por todos. Essa era sua utopia. Uma divisão justa das oportunidades, dos deveres e dos direitos. A vida como um exercício de compartilhamento igualitário e consciencioso dos recursos disponíveis.

Ao mesmo tempo, ela defendia o direito de cada um à individualidade. Entendia a vida como um terreno pessoal, único, inviolável. Como um palco para a expressão – e a realização – plena da singularidade de cada um. De um lado, ela tinha um sonho coletivista. De outro, ela era muito ciosa do espaço privado do indivíduo.

Eva se considerava comunista. Guido a provocava dizendo que ela era tão libertária quanto os melhores teóricos do liberalismo. E também lhe contrapunha dizendo que o problema daquela ideia perfeita – do paraíso terrestre advindo da colaboração fraterna entre as pessoas, e do fim da exploração do homem pelo homem – era a sua aplicação prática por seres humanos que, no mais das vezes, almejavam gozar o máximo de benefícios particulares tendo o mínimo de obrigações para com o próximo.

Guido pensava no tanto de tempo que perdera discutindo engrenagens políticas e modelos econômicos com a mãe. Seu consolo é que ela gostava disso. A geração de Eva tinha sido forjada no debate, no engajamento, no desejo de se ocupar, mesmo que apenas no campo da discussão, dos destinos do país e do mundo.

No dia seguinte, eles partiram para a casa da serra. Eva os esperava pronta, com sua malinha arrumada, na sala do apartamento. Quando Guido lhe disse que Giulia estava inclinada a estudar filosofia, Eva chorou quietinha. Depois abraçou a neta longamente. Fez um gesto amplo na direção de seus livros. Então se voltou para Guido e Anna, e balançou a cabeça de modo resignado: "Ela saberá escolher seu próprio caminho".

Na serra, Francesco se instalou no quarto da Vó Eva. Colou nela ao longo daqueles dias. Conversaram muito. Desde pequenas, as crianças gostavam de assisti-la tomar banho. Ficavam fazendo piada com seu corpo. E ela se divertia. Agora Francesco retomava essa intimidade com a avó. Enquanto um estava no chuveiro, o outro aproveitava para escovar os dentes, e seguiam no papo.

A ambrosia da Vó Eva era um clássico. Sua contribuição gastronômica ao cardápio de férias; uma iguaria sempre muito festejada. Naquele verão, todos ajudaram na confecção da sobremesa. Eva ia se lembrando da receita, orientando o passo a passo, e a família ia se revezando à frente da panela. Era uma passagem de conhecimento. Uma celebração de todos os momentos marcados por aquele paladar. Uma herança que Eva lhes regalava em vida.

Os dias voaram. Uma semana era muito pouco tempo. Aquela ideia de família reunida tinha sido inaugurada com o nascimento das crianças. Agora eles revisitavam alguns dos rituais que haviam marcado as temporadas de férias, de inverno e de verão, ao longo da infância de Giulia e Francesco. E Guido começava a perceber que aquele idílio virava passado.

Giulia e Francesco tinham se tornado adolescentes. Começavam a nutrir outros interesses, cada vez mais distantes da família. Com a ida iminente para a universidade, sua rota os afastaria inevitavelmente dos pais, em direção às suas vidas adultas – e mais ainda dos avós.

Guido ouvia esse zumbido na trilha sonora amorosa daqueles dias. Aquele reencontro era também uma despedida. Emergia ali esta dura concretude: o ideal de que poderiam contar para sempre com o aconchego daqueles dias na serra, por mais distantes que vivessem geograficamente uns dos outros, começava a desaparecer.

Não era possível congelar aquelas fotografias felizes. Bons momentos também envelheciam. Todos ali estavam de passagem, avançando pelo tempo. As coisas jamais voltariam a ser como haviam sido.

Era tocante ver Eva fazendo todo o esforço para sorrir, para estar ali com eles, para aproveitar aquele momento, mesmo estando tão agastada, tão fora de lugar dentro de si. Guido acompanhava a mãe com um meio-sorriso que não chegava a estampar no rosto, e com um meio-choro que não chegava a extravasar.

Aquela foi a última vez que Eva esteve com os netos.

A caminho do aeroporto, na volta para casa, no início de uma noite quente, Guido, Anna e as crianças se despediram de Eva na calçada em frente ao seu prédio. Guido pediu que o táxi aguardasse até Eva entrar. E ela sinalizou que só entraria depois que eles partissem.

Na semana seguinte, ao telefone, Eva pediu a Guido que cancelasse as visitas de Emma. A verdade é que ela não tinha gostado dos serviços da acompanhante. Dizia que Emma era muito querida, mas que falhava em alguns aspectos essenciais do trabalho. Não pedia mais que lhe cortasse as unhas, por exemplo, porque Emma parecia enxergar menos que ela. E dizia que Emma tinha dificuldades de locomoção – quando caminhavam, era Eva que precisava ampará-la para subir ou descer de uma calçada, e não o contrário.

Guido e Eva riam juntos desses relatos. Naqueles poucos dias de trabalho de Emma, outros eventos já sinalizavam que seria preciso rever aquela parceria. Emma tentara ajudar com os remédios e fora rechaçada – Eva deixava claro que ela não era sua enfermeira e que não se imiscuiria em assuntos médicos.

Emma tinha sido contratada, entre outras coisas, para ajudar Eva com as compras. No fim, sua presença representou um estímulo para que Eva passasse a fazer as compras sozinha. Eva queria depender o mínimo possível de outra pessoa, então foi reduzindo ao máximo o raio de ação de Emma.

A Emma sobraria apenas a função de chamar a condução e pagar por ela, nas idas e vindas das consultas. As corridas eram um ponto nevrálgico para Eva. Ela não dominava a operação de chamar um carro pelo aplicativo, nem confiava seu cartão para que os motoristas o enfiassem em suas maquininhas portáteis, diferentes daquelas que ela se acostumara a encontrar no comércio.

Eva fechava a porta para Emma – literalmente. Emma já não subia ao apartamento: avisava que tinha chegado pelo interfone e Eva descia. Uma simples alteração de rota numa corrida tirava Eva do prumo. Certa feita, um motorista pediu para abastecer durante o trajeto e Eva brigou com ele (e também com Emma), descendo no posto de gasolina e dando ali mesmo a corrida por encerrada.

Os parâmetros de atenção e de profissionalismo que Eva devotava a seus alunos-amigos eram os mesmos que ela exigia de quem lhe estivesse prestando serviços – e constituíam um padrão inatingível para a maioria das pessoas. Em especial se o interlocutor não estivesse muito preocupado com a qualidade da sua entrega, o que parecia acontecer em grande parte das situações.

Emma era cuidadora de uma pessoa que não queria ser cuidada. E sofreu com a aspereza inerente a essa equação – que também produzia arranhões em Eva.

Três meses haviam se passado desde o acidente. Metade do prazo combinado para que Eva tomasse sua decisão de seguir adiante com o tratamento – ou não. Em mais algumas semanas, Eva sinalizou a Guido o desejo de trocar Victor e Claudia por um neurologista e uma fonoaudióloga que pudesse visitar sem depender de um carro. E, portanto, sem precisar de ajuda.

Guido contra-argumentou que esse era um critério ruim para a escolha de profissionais de saúde. Eles tinham que buscar os melhores, não os mais próximos. Ponderou que Eva inevitavelmente precisaria de transporte – não havia clínicas ou consultórios perto da sua casa. Ela não tinha fôlego para longas caminhadas. E também haveria dias muito quentes, muito frios ou de chuva.

Eva tinha vontade de centralizar seus atendimentos no hospital público que ela costumava alcançar numa pernada de vinte minutos.

Considerava ter sido bem atendida ali pelo cardiologista que diagnosticara sua arritmia. Guido foi atrás desse profissional e descobriu que ele havia morrido no ano anterior.

Guido insistia que eles tinham de encontrar um neurologista especializado em AVC e uma fonoaudióloga especialista em afasia. Não podiam trocar os profissionais que a acompanhavam por *quaisquer* outros. E que talvez a melhor estratégia fosse pedir indicações para Victor e Claudia.

Ao lado de insistir para que Eva seguisse com o que havia de melhor na cidade, Guido se perguntava se, no fundo, o cenário ali não era o de dois controladores se debatendo sobre uma situação incontrolável. Além das dores inerentes à doença em si, havia para ambos o sofrimento adicional de estarem à mercê de terceiros.

Guido e Eva se desassossegavam por motivos diferentes, cada um com seus próprios medos e ansiedades, mas o mecanismo que os movia naquela disputa parecia o mesmo – a tentativa implausível de encontrar um recipiente no qual fosse possível guardar, com total segurança e perfeita previsibilidade, uma bomba-relógio impossível de desarmar e em franca contagem regressiva.

Fazia um verão muito quente, com vários dias beirando os quarenta graus. E Eva passou a reportar cansaço extremo, a ponto de passar a maior parte do tempo deitada. Dizia que estava fraca, e que já não conseguia fazer mais nada. Mesmo ir até a mercearia, que ficava ao lado do seu prédio, estava se tornando uma impossibilidade. Dizia estar muito magra. E que estava cada vez mais difícil se alimentar. Associava tudo isso aos efeitos colaterais dos remédios.

Na semana seguinte, Eva tinha consulta marcada. Pediu a Guido que aquele fosse o último encontro com Victor. A partir dali, queria seguir com outro neurologista. Guido, finalmente, aquiesceu – era fundamental que ela, e não ele, confiasse no médico.

Guido se comunicava com Victor, sempre que preciso, em mensagens pelo celular. E participava das consultas por ligação de vídeo. Guido reportou ao médico o quadro de Eva e perguntou se seria possível reduzir as doses dos medicamentos. Victor disse que aquelas quantidades já eram as mínimas. Que era preciso esperar o organismo dela se adaptar às drogas. E que o calor intenso daqueles dias de fato complicava tudo.

Dias antes da consulta, não suportando mais a fadiga e a inanição, Eva decidiu parar com o anticonvulsivante – de todos os medicamentos, aquele que ela mais execrava. Em poucos dias ela estaria com Victor e discutiria com ele o que fazer.

Então, na véspera da consulta, Eva contou a Guido que tinha caído no banheiro. Não entendera bem o que havia acontecido, mas imaginava que não tinha desmaiado, como no AVC. Ou, ao menos, que não tinha ficado fora do ar por tanto tempo.

Disse que seu braço direito se descontrolara por um bom tempo. Precisava segurá-lo com a mão esquerda, porque ele fazia movimentos involuntários. E que, durante aquele período, os dedos de sua mão direita ficaram irresponsivos.

Na consulta com Victor, no dia seguinte, alguns daqueles sintomas ainda estavam presentes. Guido perguntou ao médico se Eva tinha tido um novo AVC. Victor disse que não – que, muito claramente, Eva tivera uma convulsão.

Isso mudaria tudo.

Estabelecia-se ali, para Eva, em definitivo, a convicção de que não havia mais o que fazer. De que ela tinha chegado ao seu limite. De que não fazia mais sentido.

Na base de tudo, havia a consciência de que estava permanentemente incapacitada pela afasia em áreas fundamentais da sua vida. Se continuasse com o tratamento, contra as suas convicções, expandiria seu sofrimento – que era constante – com as reações adversas dos medicamentos que detestava. Se parasse com os remédios, respeitando os sinais do seu corpo, aumentaria o risco de sofrer complicações importantes – como aquela convulsão, dias depois de ter sacado o anticonvulsivante da sua rotina.

Em adição, vivia sob a ameaça de novos acidentes vasculares, que poderiam transformá-la num vegetal, como havia acontecido com seu pai. O tênue fio que a mantinha considerando a hipótese de seguir existindo se rompeu ali.

Eva expressou a Victor seu desejo de não ir em frente. E ele disse que, nesse caso, não poderia ajudá-la. Seu compromisso era com a vida. Além de uma questão legal, aquela era para ele uma questão de consciência.

Em seguida, voltou a dizer que o caso de Eva não justificava aquela reação, que ainda havia chance de melhora, que havia situações muito piores que a dela, que ele poderia ajudá-la a combater seu sofrimento prescrevendo um antidepressivo.

Aquela foi, de fato, a última consulta de Eva com Victor.

A primeira atitude de Eva foi voltar a tomar o anticonvulsivante. Recuperou em seguida o controle sobre os movimentos do braço direito e da mão. E voltou a se sentir mal.

Sua segunda atitude foi pensar como poderia deixar de existir.

Ela não queria mais viver daquele jeito. Nunca quis. Tinha negociado com Guido um prazo de seis meses até sua decisão definitiva, e a estava tomando agora, com pouco mais um mês de antecipação, em caráter irrevogável.

Guido pediu a ela mais uma semana. Para encontrar outro médico, para rever a medicação, para tentar outro tratamento. Eva recusou. Estava decidida. Sabia que não voltaria a ser quem tinha sido. E o que se colocava à sua frente não lhe interessava.

Eva estava encurralada. A desterritorialização, a construção de devires, a invenção de novos fluxos, o engendramento de linhas de fuga e cartografias – conceitos filosóficos aplicados à vida, que ela trabalhara com tantas pessoas em seu escritório, e que haviam impactado o modo de pensar e de agir de tanta gente – tinham se tornado uma impossibilidade para ela.

Guido perguntou se ela não queria passar uma temporada morando com ele. Se não queria ir morar em definitivo perto dos netos. Ele tentava abrir outras possibilidades. Testar as certezas da mãe. Fez questionamentos frontais, sem meias-palavras, repetidas vezes. Mas Eva tinha muita clareza do que queria – e também do que *não* queria. Para ela, a vida ficara insuportável.

Eva tinha perdido tudo. Era o que ela enxergava ao contemplar a si mesma – a ausência de quem tinha sido e também de quem queria ser. Por isso escolhia interromper de uma vez por todas aquele movimento que a estava levando a lugar nenhum – ou que talvez fosse conduzi-la a um castigo ainda pior, com a piora da sua condição.

Não havia nada de impulsivo ou emocional em sua decisão. Eva estava triste, mas não estava deprimida. Ela sentia raiva de toda aquela situação, mas não se tratava de um arroubo. Eva optava por deixar de viver – de modo racional e sereno, ponderando os prós e os contras, e levando em consideração apenas os seus próprios interesses, aquilo que considerava melhor para si mesma.

Eva finalmente tirava o sachê de açúcar que Guido colocara no bolso do seu blazer azul naquela tarde de sol.

Desde o acidente, Eva tinha se tornado mais transparente em suas emoções. Desde olhos inundados pela alegria diante de uma novidade dos netos até as lágrimas que lhe escapavam incandescentes em seus momentos de ira.

Na sequência, ela se penitenciava: "Mas por que estou chorando? Eu falei que não ia chorar mais". Por vezes, ela pedia licença: "Vou chorar um pouquinho, tá? Posso chorar um pouquinho?", com uma fragilidade na voz que acabava com Guido. Sua hipersensibilidade não vinha de autopiedade – mas da exasperação diante do que lhe acontecera e do que lhe sobrara.

Guido tinha certeza de ter feito tudo o que estava ao seu alcance. Como seu filho único, como a pessoa em quem a mãe confiava totalmente. Ele era sua última guarida e não iria lhe faltar.

Eva tinha dito aos netos, quando os reencontrou, na sala de sua casa: "Eu sabia que o pai de vocês era meu amigo, mas não sabia o quanto". Uma referência a tudo que haviam conseguido realizar nas seis semanas que passaram juntos. Outras vezes ela diria a Guido, com os olhos cheios d'água: "Você é meu grande companheiro na vida".

Guido reafirmava que ela sempre poderia contar com ele, em qualquer circunstância. Que estava muito feliz por poder ajudá-la. Que era uma honra estar ao seu lado. Que estaria com ela até o fim.

Guido havia cuidado de prestar todo o auxílio à mãe, tentando não interferir além da conta em sua vida. Exatamente por isso, tinha a sensação de já ter insistido demais em caminhos que não eram os que ela desejava para si. Ele já tinha gastado todos os créditos que pudesse ter como filho, já tinha usado todo o peso de confidente que pudesse haver em sua voz. Guido também tinha visto de perto, ao longo de muito dias, a precariedade do que havia restado na vida da mãe. Então tinha plena consciência do tamanho da sua aflição.

Guido sempre teve claro, ao longo do processo, que estava ali para tornar a situação mais fácil para *ela*, não para ele. A angústia da mãe tinha prioridade sobre qualquer dor que ele pudesse estar sentindo.

Guido abrira as janelas para que o ar e o sol pudessem entrar na sala – ou na cela – de Eva. Quase cinco meses depois do acidente, ela confirmava sua decisão de fechá-las. Cabia agora a ele respeitar a escolha da mãe.

Eva desejava morrer, mas não sabia como realizá-lo. Ela se perguntava, em tom de ironia: "O que eu faço? Pulo pela janela? Pego uma faca na cozinha?".

Na noite de domingo em que fora socorrida, depois do AVC, sua amiga Olivia, por orientação da equipe de paramédicos, recolhera facas, tesouras e outros objetos pontiagudos e cortantes, na cozinha e no banheiro de seu apartamento, e os escondera no alto de um armário.

Eva tinha achado graça nesse gesto – que embutia zelo, mas também representava uma invasão da intimidade da sua casa e uma tentativa de cerceamento do seu poder de ação e, portanto, da sua liberdade individual.

Ela sentira esse mesmo incômodo quando o outro amigo que ficara com ela, à espera da chegada de Guido, abriu sua geladeira para checar se estava abastecida de comida. Ela entendia o cuidado, mas se arrepiava com o devassamento de sua vida privada.

Eva lamentava a impossibilidade de obter ajuda profissional. Queria morrer de modo rápido e indolor, não de maneira violenta ou dolorosa. Queria encerrar sua vida de forma discreta e pacífica, não de modo dramático ou sanguinolento. "Seria tão bom poder dormir e não acordar. Tão fácil. Por que não pode ser assim?", ela dizia.

No momento em que provavelmente mais precisou de ajuda médica, para acabar com aquele sofrimento infinito, Eva se viu sozinha. Confirmava ali sua tese de que a medicina, em grande medida, tratava as pessoas como objetos dos tratamentos e das prescrições, e não como sujeitos aptos a realizar suas próprias escolhas, com vistas ao seu bem-estar. Ou então como figurantes no funcionamento da indústria médico-farmacêutico-hospitalar, e não como protagonistas com direito a tomar suas próprias decisões sobre como viver – e como morrer.

Eva não tinha medo do que considerava fazer. Seu medo era não conseguir fazê-lo. Seu pesadelo era que sua tentativa de acabar com a própria vida não desse certo – e ela permanecesse viva, com sequelas ainda maiores, numa situação ainda mais desesperadora.

Guido a ouvia. E refletia a respeito. Ele, mais do que ninguém, era testemunha da extensão e da profundidade da dor que Eva sentia. Sabia da urgência da mãe em encontrar um fim para o seu tormento. Ele não queria, evidentemente, que ela partisse. Mas tinha muito respeito pelo direito dela de definir seu próprio destino. Era terrível contemplar a morte de Eva. Mas era ainda mais intragável imaginá-la sofrendo, todo dia, sem trégua, por prazo indefinido, contra a sua vontade.

Guido havia buscado ao máximo evitar que Eva tomasse uma atitude precipitada, logo que os primeiros exames revelaram a gravidade do acidente. Mas já não era esse o caso – seu cérebro tinha desinchado, cicatrizado e reabsorvido o sangue. O quadro que ela tinha agora era permanente. Quase meio ano depois do acidente, as possibilidades de recuperação adicional eram mínimas. O prazo que Eva havia dado a Guido estava acabando, sua capacidade de julgamento continuava preservada, e sua decisão estava, mais do que nunca, consolidada.

Eva considerou parar de comer. Imaginava que apenas tomando um pouco de água fosse possível morrer. Em seguida, descobriu que esse é, de fato, um método utilizado por muitos idosos que desejam abreviar sua existência – mas que só funciona quando o organismo já está muito enfraquecido.

Em condições normais, há evidências de que o corpo humano pode sobreviver várias semanas apenas com água. E vários dias mesmo sem água. Além disso, morrer assim provavelmente implicaria boa dose de sofrimento físico. Uma morte lenta e agônica não era o que Eva estava buscando.

Guido pediu que ela aguardasse sua chegada. E marcou nova viagem para dali a alguns dias. Não tinha ideia do que dizer a Eva, mas queria poder abraçá-la, segurar suas mãos, olhar em seus olhos. Não sabia o que fazer, mas queria estar ao lado da mãe.

Na véspera de sua viagem, sem que ele soubesse, Eva reuniu o estoque de medicamentos que tinha em casa e decidiu tomá-los todos de uma vez.

Ela arrumou o apartamento. Deixou seus documentos perfeitamente organizados para facilitar a vida do filho em relação aos trâmites que ele teria de realizar. Planejou tudo para que Guido fosse o primeiro a abrir a porta do seu estúdio.

Guido embarcou, inadvertidamente, para a jornada mais difícil de sua vida. Quase seis meses antes, tinha ido ao socorro de sua mãe em vida. Agora, sem saber, estava indo rendê-la na morte.

Desde que Eva confirmara sua resolução de deixar de viver, Guido ficava repassando tudo o que tinha acontecido desde o acidente. A crueldade do AVC que destroçara a vida da mãe. A crueldade da convulsão que caíra como uma segunda bomba sobre a terra já arrasada. A crueldade da prática médica e da legislação que forçavam as pessoas a permanecerem vivas, não importando em que condições, mesmo quando já não era isso que elas desejavam para si.

No avião, recostado na janela, Guido pensava que, no reino da distanásia, a vida de sua mãe não pertencia a ela. Era como se Eva tivesse tido sua prerrogativa de tomar decisões acerca de si mesma cassada. E tivesse sido raptada e jogada num cativeiro inexpugnável pelas autoridades do país.

Era como se ela estivesse imobilizada dentro da sua própria existência, presa a uma camisa de força perpétua. Ou trancafiada numa câmara de tortura gerida pelos próprios médicos. Tudo isso, ironicamente, em nome do "amor" ou da "caridade" ou do "cuidado".

Guido se dava conta de que a morte, exatamente por ser um evento inevitável – e, com frequência, uma ruptura doída, uma despedida triste –, deveria poder ser planejada e conduzida para acontecer da maneira mais suave e menos traumática possível.

Ao mesmo tempo, Guido desejava com todas as forças que aquilo não estivesse acontecendo; que Eva pudesse despertar plenamente recuperada no dia seguinte. Ou então que ele pudesse acordar, ligar para a mãe e descobrir que estava tudo bem com ela.

Em paralelo, uma frase tola se desenhava premonitória em sua mente: "Mãe, afasta de mim esse cálice".

Quando Guido desembarcou, Eva ainda não tinha respondido à sua última mensagem. Ele tentou novo contato, sem sucesso. Tomou o táxi, e seus medos vieram à tona. Teria acontecido alguma coisa?

Guido subiu até o apartamento da mãe sentindo a apreensão crescer dentro de si. Bateu à porta. Eva não atendeu. Guido tentou novamente. Nada. Então ele chamou um chaveiro. Foi buscá-lo no térreo e, enquanto subiam juntos no elevador, o homem perguntou se ele morava no imóvel. Guido lhe disse que sua mãe vivia sozinha ali e que não estava conseguindo contato com ela. O homem se retorceu: "Eu não gosto disso. Não gosto nada disso". Guido teve vontade de agradecê-lo pela sensibilidade e pela empatia.

O sujeito fez o seu trabalho, enquanto o coração de Guido batia cada vez mais forte. Até que a porta se abriu e ele entrou. A sala estava escura. E quente. Eva estava deitada ao centro, sobre um ninho de almofadas.

Então ela virou a cabeça, buscou Guido com os olhos e disse, com um fiapo de voz: "Filho... já... chegou?".

Guido se agachou e a abraçou e a beijou. Eva parecia muito fraca. E um pouco confusa. Havia um grande hematoma em seu rosto, ao redor dos olhos. E um machucado mais pronunciado no osso do nariz. Ela quase não se mexia. Apenas lhe disse, baixinho: "Muito... cedo".

Tudo o que Eva não desejava eram paramédicos e uma remoção para o hospital. Guido sabia disso. Mas não havia o que fazer. Ele chamou a ambulância. E olhava ao redor, tentando entender o que tinha acontecido. Então bateram à porta.

Era o chaveiro, reclamando seu pagamento. Guido lhe disse que sua mãe estava muito mal e precisava de toda a sua atenção naquele momento. Disse que tinha seus dados e que faria o pagamento online assim que possível, mas que naquele momento precisava atender sua mãe.

O homem disse que Guido tinha de fazer a transferência imediatamente.

Guido lhe disse que o que ele tinha de fazer imediatamente era cuidar de sua mãe.

O homem disse que só sairia dali depois de receber seu dinheiro.

Guido argumentou que aquilo era um absurdo, que o sujeito era testemunha da situação que ele estava enfrentando, que estava vendo que não se tratava de uma mentira para embolsar seus honorários, que ele tinha seu telefone e sabia onde eles moravam.

"Sinto muito, mas os justos pagam pelos pecadores", foi a resposta do homem.

Guido disse ao homem que ele era a pessoa mais insensível que conhecera em toda a sua vida.

O homem ameaçou chamar a polícia se Guido não o pagasse naquele instante.

Eva, percebendo a voz alterada do filho, e talvez compreendendo a situação, apontava uma gaveta onde costumava guardar algum dinheiro.

Guido fez o pagamento e bateu a porta na cara do sujeito.

Os socorristas chegaram em seguida. Antes disso, Eva voltou a dormir. Guido nunca a vira tão magra. Ele acariciava seus cabelos. E olhava em volta, tentando reconstituir o que ocorrera.

Eva tinha regurgitado. Sangue, inclusive. Não havia restos de alimentos nas manchas ressecadas, mas um pó branco. Mais tarde Guido saberia que eram os comprimidos que ela havia macerado antes de ingerir. Ele imaginava que a mãe tivesse caído e batido com o rosto no chão, ou em algum móvel. Uma caixa de lenços de papel rasgada ao meio jazia no centro da sala.

Os paramédicos chegaram e colocaram Eva numa cadeira de rodas. Envolta num lençol, ela mal conseguia manter a coluna ereta. Eles consideraram que Eva tinha sofrido uma queda. Anotaram no prontuário o edema no rosto e a levaram para o pronto-socorro.

Na sala de emergência do hospital, em meio a todo tipo de situação, Eva foi submetida a exames de sangue e urina, e a uma radiografia do crânio. A lógica ali dentro era estabilizar a pessoa e, assim que possível, interná-la ou mandá-la de volta para casa.

Eva não estava entre os casos mais graves. Como ela provavelmente estava sem comer havia muito tempo, Guido perguntou à médica responsável pelo plantão se não seria o caso de lhe aplicar soro. Ela disse que, naquela situação, o soro poderia se acumular nos pulmões. E que o melhor a fazer era levá-la para casa e ir lhe oferecendo, aos poucos, alimentos leves e, de preferência, pastosos.

Em seguida, outra médica trouxe o raio X e disse que Eva tinha uma pequena fratura no nariz, mas que não havia necessidade de cirurgia. A partir dali, Guido ficou ao lado da mãe, dentro da sala de emergência, esperando pela alta. Ofereceu a ela um pouco de água e umas bolachas, que solicitou a uma enfermeira. Eva as ingeriu com muita dificuldade.

Por volta das dez da noite, depois de quatro horas no pronto-socorro, Eva foi liberada. Um vigia gentilmente ajudou Guido a levá-la numa cadeira de rodas até a porta do hospital e chamou um táxi. Eva estava descalça – na pressa, eles sequer haviam trazido seus chinelos. Ela segurava no colo um saco plástico com suas roupas sujas, vestia um avental hospitalar amarrado na cintura e tinha sapatilhas de tecido nos pés.

Uma situação de absoluta indignidade.

Eva tinha chegado ao fundo do poço.

Sua mãe não merecia aquilo – era só nisso que Guido pensava.

O esquema que ele havia montado ruíra por completo. Seria preciso repensar tudo. Refazer o plano.

Chegaram em casa e Guido tratou de limpar a sala, para poder arrumar a cama. Um bocado daquelas almofadas e lençóis foi para o lixo. Eva conseguiu tomar um banho. Colocou roupas frescas. Em seguida, estava deitada. Guido lhe preparou uma banana amassada com mel. Esse seria o prato de resistência da mãe naqueles dias de recuperação, acompanhado de copos de leite gelado e muito sono.

Guido reintroduziu as vitaminas. Quando recebera os netos, Eva havia mostrado a eles os ingredientes que jogava dentro do liquidificador. Confessou que aproveitava para colocar ali também folhas de alface e fatias de queijo. Disse que era mais prático beber tudo junto. Como não sentia o gosto de nada, não fazia a menor diferença. Giulia e Francesco acharam aquilo engraçado. Mais uma das peculiaridades que tornavam Vó Eva tão única – e adorável.

Aos poucos, ela foi recuperando a cor, foi ficando com a voz e os gestos mais firmes. Guido ligou e deu a notícia a Anna e às crianças – Vó Eva tinha sofrido uma queda em casa, mas estava bem. Anna remarcou a volta de Guido mais para a frente.

Então Eva contou a Guido da ingestão dos remédios. Sua mãe sobrevivia pela segunda vez à própria morte. O AVC, seguido de convulsão, não acabara com ela. E sua tentativa de acabar de uma vez por todas com aquela agonia também não tivera sucesso.

Eva lamentava ter um corpo tão forte. Lembrava-se, outra vez, do pai, cuja força física estendera seu sofrimento para muito além do aceitável. Passou a dormir mal à noite. Numa daquelas madrugadas, sentou-se na cama e sussurrou para Guido, no escuro: "Angústia". Eva não sabia o que fazer. Para onde ir depois que você tenta morrer e não consegue?

Noutra noite, Eva pronunciou: "In-com-pe-ten-te". Era assim que ela se sentia. Pedia desculpas por estar atrapalhando tanto a vida do filho. Dizia que Guido deveria estar na sua casa, cuidando dos seus filhos, da sua família, dos seus projetos.

Eva contou que dias antes havia tentado se asfixiar com uma sacola plástica de supermercado, mas não conseguira. A agonia era grande demais.

"In-com-pe-ten-te", repetiu.

Eva ressonava no sofá, depois do almoço. Guido, com o olhar pousado sobre a mãe, naquele início quente de tarde, pensava que, por mais que a vida fosse uma coisa frágil, e que a saúde fosse sempre provisória, morrer é muito difícil. A evolução nos equipou para permanecermos vivos. Somos espécimes com a função de passar a carga genética adiante, de modo a preservar a espécie.

Então o corpo dá um jeito de expulsar a batelada de comprimidos que você jogou para dentro. O instinto de sobrevivência gera todo tipo de repulsa diante da ideia de fazer brotar sangue da própria carne. Nenhuma janela causa tanta vertigem quanto aquela da qual você considera saltar. E assim por diante.

Guido sentiu muita pena da mãe. Agora, não mais, apenas, pelo acidente que a despedaçara; mas por vê-la afundada naquele buraco escuro e sem ar. Eva vivia um tipo de desalento que só se alcança *depois* do desespero. Guido sentia tristeza pelo que tinha acontecido a ela, mas era muito mais triste vê-la, agora, completamente sem reação.

O que fazer com uma frase que você não consegue encerrar, mesmo já tendo grafado o ponto final no papel com todas as forças que lhe restam?

Então Eva se lembrou da Suíça.

Recordou notícias que lera sobre pessoas que viajavam ao país para encerrar seu sofrimento, em procedimentos de morte voluntária assistida amparados pela lei.

E, com muita dificuldade, começou a pesquisar como funcionava a MVA por lá. Aprendeu que o procedimento era legal em apenas quatorze países. E que a Suíça era a primeira jurisdição, e a mais preparada, a ajudar pessoas de outras nacionalidades que não suportavam mais viver.

Era o acesso a essa prerrogativa pessoal, negada em seu país, que Eva buscava encontrar no exterior. Era em nome disso que ela se entregava, por horas a fio, à custa de muito sacrifício, a pesquisar sobre o tema na tela do seu celular.

Guido não tomava as rédeas daquele esforço. Aquele era o caminho que Eva estava construindo para si. Ele se mantinha à distância, paciente, à disposição para quando ela pedia alguma ajuda com o vocabulário ou com a tecnologia.

Em determinado momento, Eva comentou, emocionada, que a solidariedade suíça era muito bem-vinda, e necessária, diante das restrições legais ainda impostas na maior parte do planeta a gente como ela, cuja existência havia virado sinônimo de sofrimento.

Eva encontrara essa porta. E a ia abrindo lentamente, na velocidade que lhe era possível. A cada novo dia, era como se uma dose extra de luminosidade fosse vazando, por aquela fresta, para dentro da sua vida. Um traço de esperança reapareceu em seu rosto.

Eva entrou em contato com algumas organizações suíças. Todas responderam rapidamente. Eram entidades sem fins lucrativos, que contavam em boa parte com o trabalho de voluntários, e operavam com regras similares. Eva se associou à organização com que mais simpatizou.

Em um par de dias, ela reuniu os documentos requeridos, mais os exames clínicos com os detalhes do seu AVC, e os enviou por e-mail. Se Eva tivesse sua solicitação aprovada na primeira triagem, faria uma entrevista em vídeo com dois médicos suíços. Se recebesse deles a luz verde provisória, pagaria uma parte do custo total do procedimento e poderia marcar sua viagem à Suíça, onde passaria por outras duas entrevistas presenciais com médicos locais – uma exigência da legislação suíça –, antes da confirmação final do aceite.

No dia seguinte, Eva recebeu uma mensagem da organização, em que uma médica se solidarizava com ela e lhe contava que seu irmão mais velho também sofrera um AVC – a morte voluntária assistida do irmão era o que havia conectado aquela clínica-geral à causa dos direitos de fim de vida.

Eva estava entusiasmada com a perspectiva suíça. Ela compartilhou, a pedido da organização, algumas fotos suas – em casa, com Guido, com os netos. Eva gostava de tirar fotos. Em especial, do céu, das nuvens, da orla a partir da sua janela. A câmera do celular que Guido lhe dera captava cores num gradiente que ela nunca havia experimentado.

A médica suíça agendou uma chamada de vídeo para conhecer Eva pessoalmente. Muito gentil e delicada, realizou ali a primeira entrevista – queria confirmar a capacidade de discernimento de Eva e testar a firmeza de sua decisão de encerrar a própria vida.

A médica mencionou na conversa em vídeo que compreendia bem a angústia de Eva, porque a sequela do AVC do seu irmão tinha sido justamente uma afasia inclemente. Ela disse que se recordava dele trancafiado em si mesmo como "um leão preso dentro da jaula de um gato".

Nesse momento, Eva saltou do sofá. Ela não apenas se identificou com aquela descrição, como se emocionou ao perceber que, afinal, alguém no mundo médico reconhecia sua dor – e respeitava sua escolha.

Em seguida, Eva fez a segunda entrevista por vídeo, com um neurologista suíço. Ficou ansiosa antes dos dois encontros, mas foi muito bem em ambos. Conseguiu expressar sua verdade, e deixar claras tanto sua lucidez quanto a solidez da sua decisão.

Os dois médicos informaram a Eva que ela cumpria todos os critérios requeridos pela legislação suíça para que fosse adiante com seu pedido de MVA. Aquele era o parecer que eles encaminhariam internamente. Eva comemorou.

A organização fazia referência, em seus materiais, aqui e ali, à crença na continuidade da vida após a morte. Eva, ateísta, achou graça naquela visão religiosa, e pouco científica, das coisas. Mas não transformou aquilo num questionamento. Ela não estava em condições de se prender a esse tipo de detalhe. O posicionamento laico de Eva seria perfeitamente acolhido e respeitado pela organização.

Pouco mais de uma semana depois de ter enviado seu pedido de ajuda à organização suíça, Eva recebeu a notícia oficial de que tinha a aprovação preliminar para a sua MVA – poderia viajar à Suíça. Ela deveria se programar para chegar dois dias antes da data prevista para o procedimento, de modo a realizar as consultas presenciais com os médicos locais.

A médica informou que a organização poderia ajudar a cobrir parte dos custos – em torno de 10 mil euros –, se fosse preciso. Eva agradeceu, dizendo que tinha os meios para pagar pelo procedimento.

Alguns dias antes, Guido havia chegado à casa de Eva e a encontrara encurralada, numa posição sem saída. Agora ele via a mãe comemorar o que ela considerava uma notícia redentora – paradoxalmente, a confirmação do dia de sua morte.

A angústia de Eva, de não ter para onde correr, deu lugar à ansiedade de que o dia da MVA chegasse logo. Havia em seus olhos o brilho de quem tem um objetivo a cumprir – e não mais a opacidade de quem atravessa os dias desacorçoado.

Guido percebia em sua mãe, de um lado, a sensação boa de saber que seu enorme sofrimento tinha data para acabar – o alívio de *poder* ir embora. De outro, a tristeza do adeus, a contrariedade de não ter condições de ir adiante. Ninguém fica feliz por morrer, nem mesmo quando permanecer vivo implica uma infelicidade ainda maior.

O clima no apartamento ficou mais leve. Guido e Eva nunca haviam deixado de dar risada, mas agora gargalhavam com mais frequência. Como quando ela se olhou no espelho, viu os enormes roxos ao redor dos olhos e disse: "Panda". (Quanto ao nariz de Eva, ele de fato estava se curando sozinho.)

Guido disse a Eva que ela teria de cuidar bem de si mesma até a viagem à Suíça – que foi marcada para dali a um mês e meio. Essa tinha sido uma recomendação explícita do neurologista suíço – que Eva "não negligenciasse a si mesma" no período anterior ao procedimento, tanto em termos de alimentação quanto no uso dos medicamentos, talvez uma tendência comum entre os indivíduos aprovados para a MVA em seus últimos dias.

Eva tinha que chegar inteira à Suíça. Apenas a MVA autoadministrada é permitida no país. Então o procedimento exigia que ela mesma acionasse a válvula, na cânula conectada à veia do seu braço, liberando quinze gramas de sódio pentobarbital, um poderoso sedativo, em sua corrente sanguínea.

Essa substância a conduziria ao sono profundo em poucos segundos. Nesse estado de anestesia, sem dor nem agonia, em poucos minutos seu coração pararia de bater. Em mais alguns minutos, seu cérebro cessaria todas as funções vitais. E Eva deixaria de existir.

Guido vinha usando um caderno para anotar, a pedido de Eva, informações importantes. Nomes de pessoas, endereços, alimentos preferidos, ao lado de conceitos caros à mãe, como "Ciência – Arte – Filosofia", a trinca de interesses que havia fundamentado sua vida, e que ela pedira para Guido registrar em letras grandes. Eva tinha retirado o mural de notas autocolantes da parede da sala e o substituído por essas anotações. Ali, ela estudava como podia aquelas palavras que Guido grafava com pincel atômico.

Era naquelas páginas também que Eva tentava voltar a escrever. Palavras avulsas, que não chegavam a formar uma frase, e que às vezes não se completavam. Letras e números desenhados de modo trêmulo. E sua assinatura, que ela ensaiava repetidas vezes – seria necessário assinar alguns documentos na Suíça, e isso a preocupava.

Numa daquelas folhas, haviam desenhado um calendário, em formato de grade, marcando o dia em que Guido pegaria o avião de volta para casa – e todos os dias até seu retorno, em cinco semanas. Guido se programara para chegar dez dias antes da viagem à Suíça, para ajudar Eva com tudo o que precisava ser feito antes da sua partida.

"Queria que você pudesse ficar aqui todos esses dias, mas sei que não é possível", disse Eva. Mesmo fragilizada, ela fazia força para ter forças. Guido percebia ali que não havia mais ninguém com quem Eva pudesse contar. E ele se sentiu feliz por poder estar ali com ela.

Eva não voltaria a visitar Victor ou Claudia. Mas foi ao hospital público consultar um cardiologista. Queria entender que medicamentos precisaria manter naqueles dias até o embarque para a Suíça. O médico disse que, para seu quadro cardíaco, considerando que ela tinha sofrido um AVC, o medicamento essencial a ser mantido era o anticoagulante – mais até do que o remédio para a arritmia. E sugeriu um suplemento alimentar para que ela recuperasse mais rapidamente a força física.

Então Eva passou a adicionar um pó superproteico às suas vitaminas. E retomou o uso dos medicamentos – priorizando o anticoagulante e reduzindo um pouco as doses do remédio para arritmia e do anticonvulsivante. Seriam, no total, quatro comprimidos engolidos à noite, antes de dormir, para garantir que atravessasse bem os dias que lhe restavam.

Eva precisaria de acompanhamento até o retorno de Guido. Por indicação de uma aluna-amiga, Guido entrou em contato com Rachel. E ela e Eva se deram muito bem. Rachel sabia se pôr à disposição sem invadir o espaço de Eva. E foi ajudada em seu trabalho pelo fato de que Eva estava, em boa medida, pacificada. As coisas já não tinham o mesmo peso nem a mesma importância para ela. Elas combinaram de se encontrar três vezes por semana. Guido podia viajar tranquilo.

Outra vez, era hora de Guido voltar para casa. Da primeira vez, ele viera para socorrer a mãe, aturdido com o que lhe havia acontecido. E a havia convencido a empreenderem juntos uma corrida pela vida.

Agora, Guido a resgatava pela segunda vez, consternado com o inapelável fosso que a engolira. E via Eva empreendendo outra corrida, dessa vez para alcançar não o que ele queria, mas o que ela desejava – seu livramento definitivo daquele martírio sem fim.

Os últimos dias

No dia marcado, Guido estava de volta à casa de Eva. Para ajudá-la a viajar com tudo resolvido, sem deixar nada solto atrás de si, do jeito que ela gostava.

Eva preparava sua saída. A cada dia, havia menos coisas em seu apartamento. Ia se retirando, se desincompatibilizando de tudo. Como se estivesse escrevendo um texto ao contrário, apagando linha a linha, até sobrar só folha em branco, só espaço vazio.

Foram dias de muita cumplicidade entre os dois. A quarta temporada, desde o acidente, em que Guido se mudava para a sala da mãe. Eva ia desligando todas as luzes – uma lâmpada por vez. Não havia alegria nisso. Mas também não havia desespero. Assim como não havia angústia – apenas tristeza. Eis a contradição pungente daqueles dias.

Por anos, Eva brincara com Guido que sua única herança seriam os livros. E era justamente a biblioteca pessoal da mãe que Guido fez questão de resolver, a pedido dela, com o máximo carinho. Ele desejava que aquelas obras chegassem às mãos certas, para que continuassem inspirando e influenciando pessoas. Era um jeito de perpetuar a mãe. Guido encontrava algum conforto imaginando que Eva seguiria existindo, de alguma forma, por meio da disseminação daquela curadoria de conhecimento lapidada por ela ao longo de décadas.

Aqueles dois mil livros cobriam seis idiomas. Sempre que podia, Eva recusava as traduções e ia encontrar os autores em suas línguas originais. As obras completas de Deleuze, Guattari, Foucault, Nietzsche, Spinoza e Artaud, em francês, ela tinha doado na semana anterior a Sara, amiga filósofa, companheira de conceitos e trincheiras.

Eva tomara sozinha a iniciativa de contatar a amiga. Haviam combinado um encontro para que Sara pegasse os livros pessoalmente com ela – a primeira visita da sua amiga de mais de vinte anos à sua casa.

Guido pediu licença à mãe para tirar os livros do lugar. Agrupou-os por idioma, fotografou-os e enviou as imagens para algumas livrarias. Coincidentemente, a mesma loja que havia comprado a biblioteca que Eva mantinha no escritório arrematou também sua coleção particular.

Muitos daqueles exemplares estavam encravados no cenário da infância de Guido. Ele tinha uma relação afetiva com várias daquelas lombadas, suas tipografias e suas cores, muitas agora desbotadas; com o logotipo de editoras que nem existiam mais; com as artes das capas, que imortalizavam o estilo da época em que tinham sido produzidas.

Aqueles livros refletiam o transcurso do pensamento de Eva ao longo dos anos. Guido olhava para eles e enxergava ali um retrato da mãe. Fragmentos da sua vida com ela. E já sentia muita saudade de tê-la por perto, de olhar para o lado e vê-la ali.

Algumas daquelas obras haviam ajudado a formar Guido como leitor. Ao lado dos livros que Eva comprava para o filho, desde a infância, e que ele guardava em sua própria estante, Guido descobrira nas prateleiras da mãe alguns autores que amaria para o resto da vida.

Eva, num momento de grande aperto financeiro, quando Guido já estava na faculdade, presenteou o filho com um livro de Roland Barthes. Guido havia descoberto a semiologia – que é como os franceses chamavam a semiótica –, mas não comprara o livro porque não havia dinheiro. Pouco tempo depois, Eva apareceu com um exemplar de *Mitologias*, com uma dedicatória que Guido nunca esqueceu: "Livros não se regateiam. Beijos. Eva".

A equipe da livraria veio e, em menos de meia hora, as prateleiras de Eva ficaram desertas. O centro gravitacional da sua casa, e da sua vida, desaparecia de vez. Sua referência, sua âncora, seu universo evaporavam. Eva despida de seus livros. Seu maior tesouro. Uma situação inimaginável se concretizava ali, à frente de Guido.

Depois que as caixas com os livros, e as próprias estantes, foram retiradas, Guido fechou a porta e viu a mãe olhando desolada para a parede nua. Eva se lembrou, com pesar e raiva, de como vários de seus heróis, seus confidentes, como Nietzsche e Artaud, tinham sofrido enjaulados em manicômios. Lembrou-se com carinho de Heráclito, um de seus gregos favoritos. Chorou um pouco. Então disse, ainda uma vez: "Mas é isso, não tem jeito".

No dia seguinte à sua chegada, Guido saiu de manhã para fazer uma tatuagem. Gravou no pulso a assinatura "eva", com a qual a mãe finalizava suas colagens. Ela tinha criado para si um logotipo gracioso, sucinto e criativo, que funcionava como um palíndromo. Guido chegou em casa e mostrou à mãe o nome dela gravado para sempre em sua pele. Eva chorou. Abraçou o filho. Depois disse: "Por que você foi se machucar desse jeito? Não precisava de nada disso".

Eva cuidava de Guido. O tempo todo.

Guido não sabia como encaminhar os DVDs de Eva. Aquela mídia, assim como os aparelhos que a tocavam, praticamente não existia mais. Mas ele queria dar um destino bacana àquela coleção classuda da mãe.

Outra vez, por conta própria, Eva resolveu a situação. Lembrou-se de um amigo que trabalhava numa cinemateca importante da capital. Ligaram para ele e acertaram a doação. Ele disse que aquele acervo interessava muito. Ficaria com parte dos filmes e enviaria os demais para um centro cultural na periferia, onde o formato DVD ainda era bastante utilizado.

Outra parede pelada na sala de Eva. Outros itens preciosos, selecionados com carinho e critério ao longo de anos, deixavam sua casa para ganhar mundo. Guido e a mãe tinham essa relação visceral com as coisas que amavam. Como se aquelas obras já não estivessem dentro deles. Como se acumular os registros de momentos queridos lhes permitisse mantê-los vivos para sempre.

Eva guardava os desenhos infantis de Guido, os cadernos com seus primeiros garranchos, a colher com que tinha lhe oferecido a primeira maçã raspada, os dentes de leite do filho – e até seu cordão umbilical, enrolado numa gaze. Como se preservar esses *souvenirs* significasse honrar aquelas lembranças e salvá-las do ralo do tempo.

À medida que Eva ia esvaziando seu apartamento, Guido percebia a precariedade do apego. A inutilidade intrínseca de toda coleção. Os objetos não têm o poder de preservar o tempo – nem de se preservar dele. As gavetas em que guardamos as recordações também serão esquecidas. Os escaninhos em que depositamos os símbolos de nossa existência também deixarão de existir.

Mesmo assim, Guido foi contrabandeando para sua mala alguns itens pessoais da mãe que levaria consigo. Um potinho de cerâmica que ela pintara à mão. A caneca de louça onde ela guardava as chaves. O frasco com 5 mL de almíscar selvagem que a acompanhava havia quase cinquenta anos. Como se aquelas coisas fossem lhe permitir tê-la consigo por mais tempo.

Eva estava cuidando de si. A lata de suplemento alimentar estava quase no fim e ela continuava engolindo sua dose diária de comprimidos – só às vezes gazeteava esse compromisso; nada muito sério.

Eva estava contente porque tinha descoberto um bom restaurante perto do apartamento. Ela se preocupava com a alimentação do filho.

Nas temporadas anteriores, Guido comia com ela em casa – e escapava no almoço para um prato rápido nas imediações ou para um jantar mais encorpado à noite.

Agora Eva o levava a um bufê robusto, onde era possível comer num pátio agradável, junto a um jardim. Ela estava feliz por assumir esse protagonismo e por poder oferecer a Guido uma refeição mais caprichada. Num dia, eles iam até lá, caminhando de mãos dadas – aproveitando para comprar, na volta, uvas dulcíssimas na feira de agricultura orgânica que acontecia numa praça próxima. No dia seguinte, eles tomavam um táxi e iam até um restaurante vegetariano de que gostavam.

Momentos suaves, simples, intensos, carregados de delicadeza e de paz, que Guido pôde viver com a mãe em seus últimos dias. Aquelas eram as melhores lembranças que eles poderiam ter gerado juntos – precisamente o que ambos desejavam com aquela rotina.

Guido sempre considerou que o desinteresse da mãe por comida representasse um gesto de ruptura com a cultura campesina de seus pais, para quem comer muito era uma exigência do trabalho braçal, um dos poucos prazeres permitidos e, também, um signo de status social. Em especial, ele sempre imaginou que a frugalidade de Eva fosse uma resposta direta à glutonice de sua avó.

Da ética proletária de sua família, Eva herdara a dificuldade de jogar coisas fora – especialmente comida. (E Guido herdara isso dela.) Era preciso comer tudo o que havia no prato – por isso, talvez, Eva servisse tão pouco. Guido aprendera com ela a guardar na geladeira tudo o que sobrava nas panelas ou nas travessas. E sofria para recusar uma fruta para lá de madura ou um pão avançado nos dias.

Só uma vez Guido vira a mãe comer à farta. Ela tinha ido visitar os netos no fim de ano. Estava hospedada com eles e os acompanhou à festa de réveillon em um clube chique. Como era do seu feitio, pediu apenas um suco. Em geral, era assim que acompanhava a peregrinação gastronômica que Guido e Anna gostavam de empreender aos fins de semana. Pedia uma bebida e recusava o cardápio com uma frase clássica: "Hoje não vou comer, obrigada – é que almocei ontem".

Quando Guido lhe disse que haviam pagado um preço fechado por aquela ceia, que incluía a refeição e a sobremesa, e quando ela soube do valor em questão, levantou-se e voltou do bufê com um prato pantagruélico. Foi recebida na mesa com uma salva de palmas. Guido sabia: aquele era um outro jeito de não colocar comida fora – não desperdiçando o dinheiro que havia sido empregado no convite. (Depois disso, claro, Eva ficou uma semana sem comer.)

Agora Guido via, surpreso, a mãe descartar comida. Eva não permitia que ele guardasse coisa alguma na geladeira por mais de um dia. É que ela já não confiava no olfato, nem no paladar, para determinar se os alimentos ainda estavam bons. Queijos, frios, frutas – tudo o que não estivesse sendo consumido pela primeira vez ia para o lixo.

Guido tinha urticária com aquele tanto de comida boa sendo colocada fora. Reclamava com ela, em tom de brincadeira. Eva não lhe dava ouvidos. Dizia que ele tinha que cuidar melhor do que colocava para dentro do seu corpo. Que deveria comer apenas alimentos frescos. Era irônico para Guido ouvi-la dizer isso. Eva buscava ali, enquanto ainda era possível, contribuir para que o filho desconstruísse aquele hábito que aprendera com ela.

Guido tinha, desde muito antes do acidente, um pensamento mórbido recorrente que envolvia Eva. Era uma cena em que a via sendo torturada por meio da ingestão incessante de comida. Visualizava a aflição no rosto da mãe, com a boca transbordando, como se não aguentasse comer mais nada – e continuasse sendo forçada a fazê-lo. Em sua fantasia, Guido a salvava daquela sevícia alimentar. Na vida real, ele se via sempre insistindo para ela comer um pouco mais.

Quanto à fantasia de salvá-la, bem, essa, mesmo que em outros termos, o acompanharia pelo resto da vida.

Naquele processo de desmontar seu reino, de organizar suas coisas para doação ou descarte, Eva desfiava histórias. E Guido aproveitava para fazer perguntas sobre trechos da vida da mãe que sempre quisera compreender melhor.

Quando adolescente, como estudante secundarista, Eva namorara um professor. Reencontraria aquele *affair* anos depois – Guido chegara a conhecê-lo, na infância, logo depois do divórcio da mãe. Eva lembrava o seu grupo de jogral – em que beijava meninos e meninas.

Tudo sob a fachada austera e familiar de um colégio tradicional encravado no fim do mundo. Guido ficava encantado com aquelas histórias.

Parecia a ele que Eva tinha dado boa vazão à sua libido juvenil. E ousado exercitar sua liberdade sexual de um modo que não cabia na cidade interiorana em que nasceu – nem no matrimônio em que se meteu ao engravidar.

Eva sempre foi discreta com sua vida amorosa. Guido, Anna e os netos sabiam que tivera, nos últimos anos, três relacionamentos concomitantes – dois namorados e uma namorada. Eram relações abertas. Eva declarou certa vez que não acreditava em fidelidade, num acordo de propriedade entre amantes, mas que apreciava a *lealdade* – relações baseadas na expressão e no acolhimento da verdade de cada um.

Eva falava disso sem constrangimento – e também sem nenhum orgulho especial. Como se uma vida sexual ativa e diversa fosse a coisa mais natural do mundo. Só isso. Nada mais.

Marco, quando eles se reuniam na casa da serra, fazia questão de lembrar de Eva com enlevo. Referia uma saia plissada, parte do uniforme da escola, e os longos cabelos negros que lhe escorriam pelas costas quando jovem. Em seguida, ele espetava um alfinete na própria bolha de romantismo e passava a reclamar que ela cortara o cabelo curtinho e passara a usar apenas calças jeans.

Todos riam daquela cantilena, que se repetia sempre. No fundo, Marco ainda se ressentia um tantinho de que Eva tivesse acabado – havia mais de meio século – com aquela menina que ele idealizava.

(Marco também contava que os garotos abastados da cidadezinha costumavam assistir à saída das secundaristas com gomalina no cabelo, estacionando enormes carros esportivos na praça em frente à escola. Ele, pobretão, não ficava atrás – ia de trator.)

Eva, de fato, recusara desde cedo o sexismo de várias imposições feitas às mulheres. Em termos de vestuário, ela deixara de usar vestidos e saias havia décadas. Por que a obrigação de deixar as pernas à mostra? Por que vestir uma roupa que conotava um acesso facilitado à sua genitália? Ou que restringia seus movimentos para caminhar ou para se sentar desse ou daquele jeito?

Eva também não usava calcinhas cavadas ou apertadas. Queria o mesmo conforto oferecido aos homens. Então, a partir de determinado momento, passou a usar cuecas de algodão sem costuras – só anos depois a indústria da moda começou a oferecer roupas de baixo femininas que levavam em consideração a conveniência e o bem-estar da usuária e não apenas a sua "sensualidade".

Guido sorriu ao perceber que a mãe já era "não binária" muitas décadas antes desse termo vir à luz.

Eva gostava de homens altos, magros e um pouco feios. Com relação a essa última característica, quando falava sobre isso na casa da serra, ela costumava acrescentar: "Com exceção do Marco, que sempre foi bonitão". Marco entrava na brincadeira, fingindo afetação e um breve desmaio.

Aquela nesga de tempo que lhes restava era insuficiente para abarcar tudo o que Guido tinha a perguntar, dizer, ouvir, demonstrar. Não havia amanhã. Mais do que nunca, eles só tinham o presente. E ele estava terminando. Aquelas conversas deliciosas tinham dia e hora para acabar – para sempre.

Eva guardava suas roupas numa arara, em um canto do seu estúdio. Ela mostrava a Guido o tanto de peças novas que não chegara a usar. Ele se reconhecia nisso também. Quantas vezes havia perdido roupas e tênis que se desfaziam, intocados no fundo do armário, porque privilegiava o uso de coisas mais antigas? Guardava os itens mais bacanas para ocasiões especiais que não aconteciam nunca.

Eva e Guido usavam tudo até o fim, tirando o máximo das coisas, evitando o desperdício com todas as forças. Do tubo de pasta de dentes retorcido até a última volta do torniquete ao xampu guardado de cabeça para baixo para que nenhuma gota ficasse para trás.

Isso vinha de uma cultura de escassez. Era um ensinamento da pobreza ser muito econômico na utilização dos recursos. Isso também fazia parte da ética do trabalho – havia uma correção moral em ser comedido no consumo, em dar valor às coisas. Quase como uma prática ascética, um exercício de contrição e humildade. Outro legado que Eva recebera dos pais – e que Guido absorvera dela.

Você não se livra fácil das heranças que deseja abandonar. Especialmente quando se afeiçoa a elas.

No caso de Eva e de Guido, esse comportamento se transformara em obsessão. Mas também ganhara as cores de uma ética ambientalista, de preservação não apenas das finanças da família, mas também dos recursos do planeta, ao comprarem – e descartarem – o menor número possível de badulaques. Guido aprendera com a mãe a jamais deixar a torneira aberta ou uma lâmpada acesa inutilmente, por exemplo.

Eva fez sua mala para os dias na Suíça. Pesquisou como estaria a temperatura por lá. Guido separou algumas roupas da mãe para Giulia e Anna. O resto Eva doou para a faxineira do prédio. Os móveis e eletrodomésticos, encaminhou ao zelador. Ambos ficariam com alguns daqueles itens e repassariam os demais a quem os necessitasse.

Então Guido percebeu que aquela não era mais a casa de sua mãe. Eva não morava mais ali. Seu estúdio havia deixado de existir. Suas coisas estavam espalhadas pelo mundo. E revelavam, com sua ausência, um apartamento vazio, já sem nenhuma pessoalidade. Um espaço residencial neutro, com nada além dos seus metros quadrados, pronto a ser alugado ao próximo inquilino.

Eva queria "sair à francesa", como disse a Guido na mesa do restaurante vegetariano, quando ele propôs que organizassem um encontro para que ela pudesse se despedir dos amigos mais queridos. Guido argumentou que seria importante, ao menos, dizer algumas palavras a algumas daquelas pessoas pela última vez. Eva concordou.

Aos que haviam estado mais próximos desde o acidente, Eva decidiu comprar flores e entregá-las pessoalmente. Aos demais, incluindo aqueles que não moravam na cidade, ela enviaria uma breve mensagem de áudio. Um adeus sutil, em que apenas diria que estava bem e que lhes desejava o melhor em suas vidas.

Eva selecionou as pessoas a quem gostaria que Guido comunicasse sua morte posteriormente. Ao verificar com ela o tom exato do que deveria dizer, e sabendo que ela gostava de mensagens sucintas e diretas, Guido propôs o seguinte: "Olha, fulano, Eva morreu – mas te mandou um abraço!". E Eva soltou uma gargalhada. Guido disse que eles podiam ainda acrescentar: "Um abraço beeeeem apertado!", e Eva rolava de rir.

Em seguida, Guido alugou um carro com motorista. Combinaram com os amigos mais próximos da mãe "visitas de calçada, estilo Eva". Uma agenda corrida, com menos de uma hora entre cada compromisso.

Em cada encontro, muitos abraços e beijos, sorrisos e lágrimas. Palavras de amor, demonstrações de afeto, vídeos e fotos. Eva era muito querida pelas pessoas. Havia um sentimento de gratidão – e de genuína felicidade dos amigos por vê-la "se recuperando tão bem". Talvez alguns deles tenham intuído, inclusive pelo inusitado do acontecimento, que se tratava não apenas de um reencontro, mas também de uma espécie de despedida.

Pela manhã, Guido e Eva haviam ido ao supermercado para comprar as flores. Ela optara por vasos, em vez de buquês. Passaram pelo caixa com meia dúzia de orquídeas e descobriram que o supermercado só fornecia sacolas plásticas pequenas. Havia sacolas maiores, mas não estavam liberadas para embalar aquele tipo de mercadoria. Guido disse que tudo bem – ele pagaria pelas sacolas grandes. Só que elas tampouco podiam ser vendidas. Então, Guido, que havia buscado todo esse tempo controlar a ira de Eva diante de estranhos, no auge do efeito dos remédios, teve um chilique.

Riu alto, depois gritou que aquilo era um ultraje, que aquela empresa era inacreditavelmente muquirana, que eles então desfizessem a compra, que era muita burrice perder aquela venda para economizar alguns centavos. Logo Guido se deu conta da inutilidade daquilo tudo. A moça do caixa, inclusive, parecia concordar com ele. E a supervisora estava apenas cumprindo uma ordem besta que ela própria não estava em posição de questionar. Guido equilibrou os vasos como pôde e saiu da loja com Eva.

Na rua, sentindo orgulho daquela ira santa que herdara da mãe, e feliz por ela ter aflorado ali ainda uma vez, Guido disse a Eva que era uma honra ter tido a chance de perpetrar aquela última briga cívica ao seu lado.

Eva deixaria de existir em breve. A proximidade desse evento era uma sombra silenciosa que acompanhava Guido ininterruptamente. Um espectro opaco, que ocupava todos os espaços – mas que, estranhamente, não tinha o peso que se poderia imaginar. Guido se perguntava: "Será que morrer assim, de modo planejado, deixava mais leve a ideia da morte? (Para mim? Para ela também?)".

Aquela era uma situação rara: Eva sabia o dia e a hora em que morreria. Tinha plena consciência, e controle, do que ia lhe acontecer. Era o cumprimento do seu desejo. Ela continuava perfeitamente convicta do que queria. O alívio que experimentara ao receber a confirmação do procedimento se transformara numa espécie de tranquilidade que vinha da certeza de que sua dor teria fim. Sua angústia não era morrer, mas, ao contrário, continuar viva, decaindo, numa sucessão de dias horríveis.

Às vezes, diante de uma situação em que a vulnerabilidade da mãe ficava mais explícita, Guido pensava: "É, não dá mesmo". E logo se penitenciava. Não exatamente por estar concordando intimamente que faltavam a Eva condições para continuar existindo com a qualidade que ela exigia, mas porque não cabia a ele fazer aquele julgamento. Não era relevante se ele concordava ou não com o caminho que Eva escolhera trilhar. A vida era dela – e a decisão de seguir vivendo, ou não, também.

Quanto a ele, Guido não sabia traduzir o que estava sentindo. E não apressava essa compreensão. Sabia que tinha um encontro marcado consigo mesmo, e com seus sentimentos, mais à frente. Teria tempo para isso. Para entender direito o que vivera ao longo daquele último meio ano ao lado da mãe. Seria preciso processar com calma todas aquelas sensações. Mas ainda não era esse o momento. A prioridade, ali, era ela.

Em seu último almoço no restaurante vegetariano, Guido disse a Eva que estava considerando organizar um relato sobre aqueles dias – de tudo o que lhe acontecera e de como ela lidara com o desastre. (O depoimento de Guido gerou estas linhas que você lê agora.)

Pediu permissão a Eva para fazê-lo. Disse que considerava importante que outras pessoas conhecessem a sua história, pois havia muita gente sofrendo debaixo do silêncio daquele enorme tabu. Eva sorriu: "Isso é com você". Como se aquilo não lhe dissesse mais respeito – ela já não estaria aqui.

Eva havia recebido também, por intermédio da organização suíça, o convite de uma emissora de televisão japonesa para participar de um documentário sobre morte voluntária assistida. Guido opinou que talvez valesse a pena aceitar, por ser uma contribuição importante à causa do direito de morrer com dignidade. Eva declinou. "À francesa", repetiu.

Em seguida, puxou o caderno e pediu ao filho que grafasse ali as três únicas coisas que lhe interessavam naqueles dias que restavam.

Desenhou um triângulo no ar, que ele reproduziu sobre o papel: "Privacidade – Autonomia – Guido". Era isso. O resto, para ela, não existia mais.

Eva gostava de dizer que a morte seria a desintegração do seu corpo. Sua matéria deixaria de formar um ser vivo e voltaria ao mundo inanimado; seus tecidos e moléculas se desconstruiriam; os átomos que a formavam retornariam ao ambiente, para se recombinarem em novas interações. Ela sempre pensara assim. E continuava enxergando dessa maneira agora, a poucos dias de confirmar, na prática, sua compreensão dos fatos.

Se o AVC de Eva tivesse sido fatal, Guido teria recebido a notícia da sua morte com grande choque. Teria se revoltado. Questionaria as razões que haviam levado ao seu falecimento. Se culparia. Afundaria no luto, na profunda tristeza de perder a mãe de forma abrupta.

(Guido contava que Eva fosse viver mais dez ou quinze anos. Sua saúde era uma fortaleza. Ela nunca ficava doente. Por décadas, até a consulta que fizera com o cardiologista, ao se sentir exausta ao subir uma escada, não tinha tido uma dor de cabeça sequer. Isso contribuía para que passasse longe dos consultórios – e para que Guido também a considerasse inexpugnável.)

Se tudo tivesse se resolvido para Eva naquela noite de quinta, Guido sentiria sua falta, se lembraria dela, choraria sua perda. Teria para sempre aquela ferida aberta a machado em seu peito. Depois, tomaria as providências necessárias. Talvez reunisse os amigos da mãe num funeral tardio, onde diria alguma coisa, e pediria a eles que também o fizessem, em homenagem a ela, que amava tanto as palavras.

Já havia um tempo, Guido se pegava projetando o que faria quando Eva e Marco morressem. Antecipava trechos do que diria, em seus velórios. No caso da mãe, algo como: "Eva vivia no mundo das ideias. Se os fatos não estivessem à altura dos conceitos, pior para os fatos".

E talvez Guido solfejasse baixinho – num momento de desconsolo e autopiedade – um trecho de "Rock and Roll Lullaby", canção que sempre o lembrava de Eva. Talvez ajustando um pouco a letra, para fazer jus a ela:

> *She was just [twenty] ... when I came to be*
> *So we grew up together, my mama-child and me*
> *Now things were bad [às vezes] and she was scared [quase nunca]*
> *but whenever I would cry*
> *She'd calm my fear and dry my tears*
> *[Dizendo: cultive a sua potência!]**

Mas Eva sobreviveu ao evento que a matou. Então, ao contrário do que geralmente acontece, Guido teve a chance de se despedir. E, a partir do momento em que ela tomou, em definitivo, sua decisão de morrer, ele teve condição de caminhar ao lado da mãe pela vereda que ela escolheu trilhar.

Guido sempre ouvira de quem fica: "Queria ter tido mais uma semana". Ou: "Daria tudo por mais um dia". Guido teve a mãe consigo por seis meses depois do acidente que acabou com a vida dela. Se esse tempo suplementar fez algum sentido para ele, como filho – para estar próximo, ajudá-la, demonstrar todo o seu amor, dizer as últimas palavras –, estava absolutamente convencido de que não valera a pena para ela.

Guido tinha gerado para si a certeza de que se dedicara a Eva plenamente. De que lhe oferecera o seu melhor. E ainda teve a chance de constatar a gratidão da mãe por tudo isso. Ele pôde lhe dizer tudo o que queria. Como resultado, emergiu daqueles dias sem sentimento de culpa, com uma sensação de dever cumprido.

Para Eva, no entanto, esse tempo a mais só representou sofrimento. Guido morou com a mãe em mais de um terço dos dias que ela viveu depois do acidente. Então, como ele poderia achar que isso foi bom, quando sabia, exatamente por ter estado lá, que, para Eva, cada um daqueles quase duzentos dias de sobrevida foi um tormento?

Se pudesse, Guido trocaria facilmente esse tempo extra que teve com Eva por uma "boa morte" que chegasse para ela de modo rápido e indolor. Eis o que Guido estava preparado para dizer a todos que

---

* Ela tinha apenas [vinte] anos ... quando eu vim ao mundo / Então crescemos juntos, minha mãe-criança e eu / As coisas eram difíceis [às vezes], e ela ficava com medo [quase nunca] / Mas sempre que eu chorava / Ela me acalmava e enxugava minhas lágrimas / [Dizendo: cultive a sua potência!]

perdem um ente querido: que todo o sofrimento recaia sobre quem fica, e não sobre quem parte. Que a revolta e a dor sejam nossas; que a pessoa que amamos possa ir embora de modo sereno e digno.

Nas últimas horas antes do embarque, em meio às arrumações finais, Guido viu Eva ajeitando os dedos da mão esquerda. Tentava enfiar o polegar entre o indicador e o médio. Até que conseguiu formar uma figa. Comemorou e veio lhe mostrar, feliz, aquele punho armado.

Então passou a fazer gestos para o AVC, para Victor e os medicamentos. E para a afasia, para Claudia e os exercícios fonoaudiológicos. Seguiu mostrando sua figa para o país e suas mazelas. Para o mundo e suas tragédias. Para a arritmia cardíaca e a pressão alta. Mandava uma figa bem apertada para si mesma. Para o seu pai. Para Guido também. E até para a Suíça e suas organizações. Eva ia esconjurando tudo em volta com a pontinha espremida do seu dedão – e ambos riam sem parar.

Guido estava prestes a perder uma das coisas de que mais gostava na vida – dar risada com a mãe. Deles mesmos. Das tragicomédias humanas. Ambos aprendiam, agora, a rir juntos até mesmo do maior de todos os absurdos da existência – a hora de partir.

Eva perguntou a Guido se precisava levar seus remédios na viagem. Ele disse que sim, mas apenas o necessário para os dias à frente. O resto ela podia finalmente pôr fora, pisar em cima, jogar no lixo, como um derradeiro agravo ao sistema médico-legal do país que se recusara a acudi-la em seu pesadelo.

Eva estava liberta.

A última viagem

No dia da viagem, cedo pela manhã, Eva fechou seu apartamento pela última vez. Ela sempre conferia muitas vezes se suas várias fechaduras estavam bem chaveadas. Uma pequena mania relacionada à inviolabilidade do seu ninho. Dessa vez foi fácil: não havia mais ninho.

Deixou as chaves na caixa de correspondência, como tinha combinado com a imobiliária, e tomou um táxi com Guido para o aeroporto.

Havia uma sensação de leveza. Tudo estava resolvido, fechado, encaminhado. Eva não tinha deixado nada para trás. Guido sabia o quanto esse sentimento era importante para ela.

No aeroporto, no translado entre os terminais, Eva criticou a dificuldade de obterem informações precisas. Quando, dentro do ônibus lotado, depois de algumas voltas, retornaram com suas malas ao ponto de partida, ela deu risada.

Guido se irritava um pouquinho com o criticismo constante da mãe. (Especialmente porque ela estava quase sempre certa em seus alertas e em suas desconfianças.) Eva exigia que tudo funcionasse à perfeição. Então, se agastava muito com as ineficiências ao redor. Em nome de manter a sanidade mental, Guido buscava ser um pouco mais flexível. Com isso, certamente acabava engolindo mais desaforos do que ela, como consumidor e como cidadão.

Sara, a colega a quem Eva entregara seus livros mais preciosos, havia lhe dito, quando se despediram, que ela procurasse não brigar tanto com as imperfeições do mundo, que não desperdiçasse sua energia com aquelas irrelevâncias – e que se concentrasse na luta pela recuperação, que já era suficientemente dura. Guido concordava com as palavras de Sara. Só que Eva *era* aquele inconformismo.

Guido revisara inúmeras vezes as exigências para a viagem à Suíça. Havia os pré-requisitos tanto da companhia aérea quanto do governo suíço para a admissão no avião e no país. Seu medo era que faltasse algum documento na hora do embarque ou no momento de passarem pela imigração.

Guido poupou Eva dessas preocupações. Mas ele sabia que alguma inconsistência sempre poderia aparecer na última hora. Essa seria uma situação desesperadora para Eva. Ela não apenas não admitiria voltar (e nem ir para qualquer lugar que não fosse a Suíça), como também não tinha para onde retornar. Tudo o que lhe restava no mundo estava naquela malinha lilás que ela arrastava pelo saguão, em direção ao check-in.

No guichê da companhia aérea, o atendente analisou os documentos e pediu as passagens da volta. Guido disse que seguiria viagem da Suíça para a cidade em que morava. E lhe mostrou seu bilhete. Eva disse que também não retornaria. E lhe entregou a carta da organização suíça confirmando a previsão de sua morte voluntária assistida para dali a setenta e duas horas.

O rapaz pediu um minuto e foi falar com o supervisor. A cabeça de Guido se deixou inundar por todas as vezes em que regras escritas em letras miúdas, e exigências burocráticas inadvertidas e inflexíveis, fizeram abrir um alçapão kafkiano debaixo dos seus pés. Ele pensava: se precisar, compramos agora uma passagem de volta para ela – torcendo para que isso fosse suficiente.

Felizmente, o atendente voltou e emitiu os cartões de embarque com um *upgrade* para que voassem com mais conforto. Guido suspirou aliviado. E agradeceu o rapaz com ênfase. Ao se dirigirem para o embarque, Eva, muito calma, comentou que Guido parecia um pouco nervoso. Guido olhou para mãe e sorriu.

No avião, Guido refletia sobre o direito à autodeterminação. Eva e ele sempre concordaram com essa tese. Agora se encaminhavam para comprovar, na prática, a firmeza dessa convicção.

Com sua mãe ao lado, a menos de três dias da sua morte, Guido acreditava, mais do que nunca, que uma das coisas que precisamos desejar a quem amamos, tanto quanto uma vida longa e saudável, é a dádiva de uma "boa morte" – a bênção de um fim suave e tranquilo.

Guido lia o depoimento que um jornalista publicara dias antes de morrer de câncer. Ele declarava que a doença lhe tirara a vontade de viver, mercê do mal-estar, dos constrangimentos, do cansaço e da dor constantes. A doença era um verdugo inclemente – e o tratamento conseguia ser por vezes ainda pior. Ele pensara em acabar com aquela via-crúcis com as próprias mãos – mas não o fizera para não causar sofrimento adicional às pessoas queridas que o cercavam. Então ele aguentava "no osso". Desejando que a morte chegasse logo – morrer não poderia ser pior do que viver daquele jeito.

Ele agradecia aos amigos pelos pequenos e grandes gestos de carinho e solidariedade que recebera e que o ajudavam a atravessar os dias. Mas queria que aquela tortura terminasse logo. Ele se sentia sozinho, preso a um corpo estropiado.

O jornalista lutara contra aquele câncer por oito anos. Guido não sabia quantos daqueles dias haviam sido insuportáveis para aquele homem.

O que sabia é que no país em que ele morava, como em tantos outros, não havia qualquer alternativa mais digna para abreviar sua dor. Aquele ser humano estava obrigado, por lei, a viver seu desespero na íntegra, até o fim.

O texto também refletia sobre o conflito entre seu desejo de ir embora e sua preocupação – o sentimento de responsabilidade – com quem fica. Nessa hora, Guido sabia bem, era fundamental poder contar com o apoio da família e das pessoas mais próximas.

Nem todos os amigos de Eva, por exemplo, receberam bem a notícia de sua morte. Nem todos compreenderam ou concordaram com sua decisão. Por não conhecerem todos os lados da história ou por algum tipo de convicção pessoal, de ordem religiosa ou não. Não importa: não cabia a ninguém, exceto ao próprio indivíduo, ter uma opinião a respeito de como ele vai conduzir sua vida – e sua morte.

Guido percebia que o amor tem uma face egoísta, que pulsa em função de quem ama. É quando tentamos preservar o ser amado dentro de uma redoma construída a partir dos nossos parâmetros – e não dos parâmetros do outro. E que, num momento crítico, como a decisão de deixar de viver, tomada por alguém que nos é caro, esgotados todos os recursos para aliviar a dor daquela pessoa, e todos os argumentos para que ela reconsidere sua decisão, é fundamental privilegiar a face *altruísta* do amor que sentimos. É preciso enxergar com as lentes do outro, e não com as nossas. E exercer a empatia e a generosidade – mesmo que a escolha da pessoa sobre o que fazer consigo mesma nos dilacere.

Guido se dava conta de que temos compaixão suficiente para decidir pelo encerramento da vida de um bichinho de estimação que sofre sem esperança de melhora. Já com um ser humano nas mesmas condições nós não temos misericórdia alguma – exigimos que a pessoa sofra até o último esgar, até que seu corpo (ou sua mente) não aguente mais o suplício e desligue-se por conta própria.

Guido se lembrou de uma foto que rodara o mundo, de um homem com tetraplegia, cadavérico, machucado, que lutava havia anos na justiça do seu país pelo direito de morrer, vestindo uma camiseta com os dizeres: "I wish I was a dog" ["Quem me dera ser um cachorro"].

Talvez alguém pudesse considerar que aquilo era "cuidado". Para Guido, se tratava de maus-tratos. Ele pensava nas milhares de pessoas em martírio, naquele exato momento, mundo afora. Sofrendo tanto ou mais do que sua mãe. E sem os meios para abreviar sua dor. Aquilo lhe parecia uma insensibilidade que beirava o sadismo.

Quantas dessas pessoas já teriam ouvido falar em morte voluntária assistida? Quantas dominariam uma das línguas requeridas para se comunicar com uma organização suíça? Quantas teriam recursos para cobrir os custos do procedimento e da viagem internacional? Quantas ainda estariam em condições de se deslocar?

Guido pensava que o acesso à MVA tinha não apenas que ser legal a todos que estivessem agonizando, presos a uma existência execrável – mas deveria ser um serviço oferecido pelo sistema de saúde dos países, para que todas as pessoas pudessem ter direito a um fim de vida sereno e seguro, independentemente da sua condição financeira.

Era desumano que a opção de uma morte humanizada estivesse sendo negada a tanta gente. E era injusto (e vergonhoso) que um cidadão, de qualquer país, tivesse que viajar milhares de quilômetros para exercer, em território estrangeiro, seu direito de morrer com dignidade.

Eva deveria ter podido morrer de modo assistido, no conforto da sua casa. Assim como não deveria ter precisado tentar se retirar da vida com suas próprias mãos, correndo todo tipo de risco, por não haver melhor alternativa à sua disposição no país.

Eva também não deveria ter tido que gastar boa parte dos dias que lhe restavam com a tribulação de encontrar um meio para pôr fim ao seu flagelo. Sofrendo em dobro – com as agruras da doença e com todos os obstáculos que a impediam de obter alívio.

Isso tudo ficava muito claro para Guido. Ninguém deveria ser obrigado a sofrer. Nem ser mantido em tormento por prazo indeterminado. Nenhum ser humano deveria ter levantada contra si toda sorte de condenações e de antagonismos justamente em seu momento de maior fragilidade.

Guido fixava o escuro da cabine enquanto esses pensamentos se encadeavam em sua cabeça. E era como se não pudesse haver nada mais óbvio no mundo.

Durante o voo, nem Eva nem Guido conseguiram dormir mais do que uns cochilos esparsos. Ela acalentava havia anos a ideia de um dia fazer uma viagem internacional com os netos. Não deu tempo.

Eva tinha um conhecimento enciclopédico sobre história e geografia, puxados pelo seu interesse em política. Ela estudava a evolução do poder em vários países e regiões do mundo – das trocas sanguíneas entre as famílias reais europeias às guerras medievais, da formação dos blocos econômicos aos conflitos bélicos recentes.

Eva tinha o mundo na cabeça, sem jamais ter saído do país. Guido insistia havia anos para que ela fosse a Paris e a Havana – dois lugares importantes em seu panteão. Eva brincava dizendo que já conhecia essas cidades. De fato, ela tinha a *sua* França e a *sua* Cuba. Lugares que amava e onde já passara milhares de horas sem nunca ter deixado a sala de sua casa.

Ao falar sobre a Suíça, Eva dizia que o país era organizado em cantões – detalhe que Guido desconhecia. Quando localizou o Reno na tela do celular, citou os demais países que eram cortados pelo rio.

(Por vezes, Guido tentava estimular a memória e o raciocínio da mãe. Sem querer, em alguns casos, cruzava a linha entre mastigar as palavras e mastigar o pensamento para ela. Temia tê-la ofendido em algum desses momentos.)

Havia filmes clássicos à disposição no avião. Guido perguntou se Eva não gostaria de assistir a um deles. Ela disse que não, que não conseguiria entender nem o áudio nem as legendas. Guido colocou um Buster Keaton em sua própria tela – de propósito, um filme mudo. Um clássico que a mãe, claro, conhecia. Assistiram a boa parte do filme juntos. Eva ia comentando as cenas mais divertidas com gestos e sorrisos.

Eva gostava de anti-heróis. De arlequins que ridicularizavam o poder estabelecido. De dom-quixotes que se insurgiam contra as estruturas. De rebeldes que desafiavam as convenções. Ela enxergava na arte essa função revolucionária. Por isso amava tanto os poetas que tiravam as coisas do lugar e propunham um outro jeito de enxergarmos a realidade – exercício que ela, por meio do seu ofício, estimulava as pessoas a realizarem no modo como viam o mundo e a si mesmas.

Quando se formou filósofa, depois dos 40 anos, em cerimônia solene no salão nobre da universidade, com todo mundo togado e circunspecto, Eva subiu ao palco para receber o diploma vestindo suas roupas largas e coloridas. Ela recusava o uniforme – defendia a singularidade do indivíduo em todas as suas acepções. Como tudo em sua vida, aquele era também um gesto político.

Ao prestar seus agradecimentos no microfone, destoando daqueles formandos vinte anos mais jovens, todos de preto, ela declarou: "Quero pedir desculpas aos colegas e aos professores, meus queridos companheiros nessa caminhada, por todas as vezes em que não fui suficientemente radical". Foi longamente aplaudida.

Enfim, chegaram à Suíça. Guido havia proposto que passassem dois dias em Paris antes de ela se apresentar à organização suíça. Eva agradeceu e disse: "Só tenho um interesse agora".

Na fila da imigração, Guido separou todos os documentos, inclusive um seguro de saúde que poderia ser solicitado aos turistas. A Suíça não tinha um sistema público de saúde – era compulsório que todos os cidadãos tivessem um plano privado. O mesmo era requisitado aos visitantes.

Guido receava que o motivo da viagem pudesse causar algum problema. No guichê, declararam que ficariam uma semana no país, mostraram a reserva do hotel e a jovem oficial lhes carimbou os passaportes. Finalmente estavam em solo suíço.

Tomaram o trem até seu destino. Numa poltrona confortável, no vagão quase vazio, iam conhecendo a Suíça pela janela. Eva fazia questão de segurar sua bolsa de mão no colo. Guido tinha colocado sua mochila no compartimento acima de suas cabeças. Eva se preocupava com as malas, que Guido havia guardado no espaço reservado para bagagens no vagão, alguns metros atrás de onde estavam.

Guido pediu à mãe que ficasse tranquila e tentasse aproveitar a viagem. Argumentou que tudo tinha dado certo, que nada mais poderia atrapalhá-la em seu desiderato, e que agora ela podia relaxar um pouco.

"Essa sou eu", disse Eva.

Ao saírem da estação, foram abraçados por uma agradável tarde de primavera. Deixaram suas coisas no hotel e saíram para almoçar. Flanaram por vielas medievais mais antigas que o Novo Mundo.

Acharam um restaurante aberto, sentaram-se ao ar livre e pediram uns acepipes. Eva quis recusar o almoço improvisado, mas Guido lhe pediu que comesse alguma coisa. Invocou o combinado que haviam feito, e que ela vinha cumprido direitinho, de cuidar de si. (E, outra vez, empurrava-lhe comida.)

Naquela tarde Eva receberia no hotel a visita do neurologista suíço. A primeira das entrevistas que ela precisava fazer com os médicos locais. O médico, simpático e rigoroso, teceu suas questões, fez seus comentários e procedeu a alguns testes neurológicos. Depois de pouco mais de meia hora, ao se despedir, confirmou que Eva cumpria os requisitos da legislação suíça para a MVA.

À noite, Guido comprou uma pizza e comeu a borda que sobrou no prato de Eva. Ela se incomodou com aquilo. Guido disse que adorava as bordas, mas Eva chorou, exultando o filho a melhorar sua alimentação, a cuidar da sua saúde, a deixar de comer restos e comida velha. Guido compreendia a reação da mãe. Ela não estaria mais aqui para cuidar dele. Aquele era seu último apelo: que ele revisasse seus hábitos alimentares, que ela considerava deletérios e para os quais julgava ter contribuído.

No dia seguinte, Eva recebeu a clínica-geral da organização. Ela conversou com Eva por quase uma hora, fez as perguntas que tinha de fazer, e então se levantou para ir embora. Disse que não estaria com eles durante o procedimento, no dia seguinte. Eva lhe deu um abraço longo, apertado – e agradecido.

Em seguida, com a luz verde confirmada pelos dois médicos, Eva recebeu a visita de Ingrid, a enfermeira que conduziria a MVA, e Marie, a psicóloga que a assistiria. Elas foram muito simpáticas. Na tentativa de dessacralizar o evento, talvez tenham até sido, em alguns momentos, na opinião de Guido, excessivamente espirituosas.

Eva não estava mais assombrada pela impossibilidade de encerrar seu sofrimento de modo digno. Mas nem por isso estava dando risada pelo fato de que morreria na manhã seguinte.

Ingrid e Marie repassaram com Eva a sequência de eventos do próximo dia. Um motorista os pegaria no hotel, às 8 horas, e os conduziria até a sede da organização. Segundo elas, muitos taxistas tinham dificuldade em achar o endereço.

Eva pedira para conhecer antecipadamente o local onde aconteceria sua MVA, mas não fora possível combinar a visita de um dia para o outro – havia outro procedimento agendado, e isso bloqueava o espaço físico da organização desde a manhã até o meio da tarde.

Isso fez com que Eva ficasse apreensiva. Haveria naquele local uma clínica para idosos? Ela não queria ser internada. Eva também se preocupava com a segurança de Guido. Orientou o filho a não retornar à cidade com aquele motorista desconhecido. Podia ser perigoso. (Disse que gostaria de poder morrer somente depois de se certificar que Guido tinha chegado bem – em casa.)

Além disso, se irritou quando percebeu que tinham recebido Ingrid e Marie com as portas do guarda-roupa – e do cofre, com seus documentos dentro – abertas. Ralhou com Guido, assim que elas saíram. Disse que ele tinha sido "ir-res-pon-sá-vel".

Em seguida referiu-se a si mesma, mais uma vez, como "um bicho". Era assim que Eva se denominava ultimamente, em substituição à "ameba". E saiu para a sacada do quarto, fechando a porta de vidro atrás de si. Guido a observava no balcão, gesticulando com virulência contra a paisagem urbana daquela cidade suíça. E sentia uma tristeza profunda. Uma espécie de torpor. Uma pena imensa de ver a mãe assim. Sentimentos que ele afogava em silêncio e em paciência, o que ainda podia oferecer a ela naquele momento.

Eva estava hipersensível. Suas obsessões, seus medos, suas paranoias e indignações vinham à tona com toda a força. Aquela seria sua última catarse. Sua hora crítica. Guido permanecia impassível. Estava ali por ela. Que ela extravasasse livremente o que estava sentindo. Ele não sabia o que era ter a consciência de que em pouco mais de doze horas você deixará de existir. Devia ser muito difícil se ver à beira da própria extinção, mesmo quando seu desejo de continuar existindo já se extinguiu.

Então, só lhe cabia respeitar o que quer que estivesse borbulhando dentro dela. Mais tarde, com Eva já serenada, Guido perguntou pela enésima vez se ela tinha certeza do que iria fazer, se não queria repensar; afinal, ainda estava em tempo de desistir, de considerar outra saída, de arrumarem as malas e saírem dali. E ela, pela enésima vez, disse-lhe que não era disso que se tratava, que isso não estava em discussão.

À noite, Eva disse que preferia ficar no hotel. Guido comprou iogurte e frutas e eles jantaram no quarto. Antes de dormir, ela pediu que Guido a ajudasse a gravar suas três últimas mensagens – para os netos e a nora. Giulia e Anna tinham enviado lindas mensagens de despedida para ela. Francesco ainda não havia conseguido gravar a sua.

Como sempre faziam, Guido abriu um bloco de papel e escreveu os conceitos básicos do que ela ia lhe dizendo que gostaria de falar. Depois devolvia aquele roteiro para que ela se guiasse na hora de gravar o áudio. Isso a auxiliava a manter a linha de raciocínio e a não esquecer as palavras.

Eva enviou os três áudios. O que ajudou Francesco a gravar o seu também, a tempo de ela ouvir e se emocionar. Depois, se dedicou a arrumar suas coisas. As roupas que usaria na manhã seguinte. E o resto, que encaminhariam à doação ou ao descarte, em sua malinha lilás quase vazia.

Guido tentou ficar com mais algumas coisas dela. Alguns papéis que ela tinha rabiscado. Seu perfume, tão característico. Mas Eva jogou tudo no lixo. Ainda em sua casa, havia se desfeito rapidamente dos seus itens pessoais, como cremes e maquiagem. E disse a Guido: "Não quero que fiquem lembrando de mim e chorando pela vo-vo-zi-nha. Coitada da ma-mãe-zi-nha. Quero que vocês voltem rapidamente a viver suas vidas".

Fim

Então o dia chegou.

Uma quinta-feira. Mesmo dia em que Eva fora dizimada pelo AVC, pouco mais de meio ano antes, do qual emergira esfacelada pela afasia.

Guido observava a mãe se movimentando pelo quarto. Era fundamental lembrar sempre que ela não tinha escolhido morrer porque não gostava da vida. Ao contrário: ela estava ali porque amava demais a vida para continuar existindo daquele jeito.

Eva sugeriu que tomassem o café da manhã do hotel. Sua última refeição juntos.

O café era servido numa espécie de sótão. Eva escolheu se sentar perto de uma janela que derramava um facho de luz bonito sobre a mesa.

Lá embaixo, o motorista desconhecido – um senhorzinho pacato – os esperava fora do carro. Na viagem até a sede da organização, Eva olhava para os relevos na paisagem suíça e comentava que não gostava de montanhas – preferia as planícies.

Em todos os seus deslocamentos, a Suíça se mostrara para eles um país superindustrializado, com as margens de suas rodovias e linhas de trem pontilhadas por plantas fabris – em especial, de empresas químicas e farmacêuticas.

As instalações da organização eram simples: a sede ocupava a sobreloja de um prédio comercial de dois andares. E ficava num arrabalde industrial, onde a cidade parecia terminar – a partir dali, era mato. Eva desceu do carro e olhou para Guido com uma expressão de alarme.

Guido lhe disse, enquanto subiam as escadas que ficavam do lado de fora do prédio, que se tratava de uma organização sem fins lucrativos, que não dispunha de muitos recursos, e que provavelmente sofria para fechar contratos de aluguel por conta da atividade que realizava.

Por dentro, o ambiente era mais acolhedor. À esquerda, o escritório: um amplo espaço com poucos móveis. À direita, uma sala ainda maior, onde a MVA seria realizada. Nela, havia uma cama, sofás com uma mesa de centro, estantes com livros relacionados aos direitos de fim de vida e uma mesa de reuniões. Entre as duas áreas, um corredor que dava acesso a banheiro, cozinha e lavanderia. Tudo limpo, digno – e caseiro, sem luxo.

Eva assinou os documentos com desenvoltura. Não havia mais nenhuma pendência. Estava tudo pronto para o procedimento. A legislação suíça exigia a presença de um acompanhante da pessoa, que serviria como testemunha da MVA – esse era o papel de Guido.

Ingrid, a enfermeira que os visitara, com a colega Marie, no dia anterior, contou de uma peregrinação espiritual que fizera havia pouco. Eva comentou que o colar que Marie estava usando – que ela trouxera de uma viagem ao Oriente – era de capim-rosário, um tipo de vegetal comum na região onde nascera. Eva disse que, quando menina, produzia peças de artesanato com aquelas contas. Em seguida, perguntou se já poderia ir para a cama. Ingrid disse que sim.

Eva ajeitou-se na cabeceira, sobre os travesseiros. Ingrid pediu que ela fizesse um teste com a válvula que regulava o fluxo de passagem na cânula. Eva a acionou com facilidade. Então Ingrid introduziu-lhe uma agulha na veia, conectada à cânula que descia de uma bolsa de soro fisiológico colocada a seu lado.

Ingrid e Marie saíram da sala. Havia chegado a hora de Guido e Eva se despedirem. Seus últimos minutos juntos. Guido estava aos pés da cama, tocando a perna da mãe. Eva pediu que ele chegasse mais perto.

Guido sentou-se ao lado de Eva, segurou sua mão e disse que sua mãe nunca fora uma pessoa comum. Quando criança, desejara uma mãe mais convencional, mais parecida com as outras. Quando cresceu, percebeu o quanto sua mãe era especial – e que por isso ela jamais seria comum. Aí todas aquelas diferenças, que às vezes o incomodavam, viraram motivo de celebração.

Guido lhe disse que não poderia ter tido uma mãe melhor. Por tudo de essencial que ela havia lhe ensinado. Por ter sempre o provocado a pensar e a questionar. Pela crença profunda que tinha nele e na sua capacidade de criar e de reinventar e de resolver – especialmente nos momentos em que ele mesmo desacreditava de si.

Disse que seus filhos não poderiam ter tido uma avó melhor. E a agradeceu pelo amor sem limites que tinha dedicado a eles.

Disse que tinha muito orgulho dela. Que a admirava por ter vivido tão intensamente a vida que desejava e que ousou construir para si. Por ter angariado tanto amor e gratidão entre as pessoas com quem conviveu, sem jamais ter deixado de ser quem era. Ao contrário: assumindo radicalmente suas singularidades, e estimulando as pessoas à sua volta a fazê-lo também.

Disse que tinha sido uma honra e uma alegria ter podido acompanhá-la ao longo daqueles últimos meses. Que fora muito bom ter estado ao seu lado naqueles últimos dias. Rindo – e chorando – juntos.

Disse que lhe fazia bem constatar que ela, que sempre tivera nas mãos o leme da sua vida, tinha logrado também determinar como e quando se retirar.

Disse que ela ia fazer muita falta. Que ele estava muito triste. E que iria sofrer profundamente nos dias que viriam. Mas que estava contente porque ela estava indo embora do jeito que queria. E aliviado por saber que seu sofrimento teria fim.

Guido disse de novo o quanto a amava. Coisa que, tantas vezes, ao longo dos anos, fora difícil verbalizar.

Eva pediu que Guido se cuidasse. Passou a mão em sua testa. "Isso aqui", disse. "Eu gostava da minha cabeça. Eu gosto muito da sua. Cuide bem dela."

Pediu que Guido cuidasse bem dos filhos.

Ensaiou pedir desculpas por ter se irritado no dia anterior. Com um gesto, Guido a fez ver que não era necessário, que aquilo não tinha a menor importância.

Eva pediu que Guido seguisse fazendo suas coisas, acreditando nelas, tocando seus projetos com alegria.

Olhou detidamente para o filho. E lhe disse para ser muito feliz.

Ingrid e Marie voltaram. Ingrid travou a válvula na cânula. Marie trouxe o pentobarbital dissolvido e o derramou na bolsa de soro fisiológico. Ingrid fez a Eva as perguntas obrigatórias, de acordo com a legislação suíça, para confirmar sua escolha consciente e autônoma pela *Voluntary Assisted Death (VAD)*. Marie gravou o diálogo em vídeo. As imagens em breve seriam entregues às autoridades policiais, responsáveis por oficializar o óbito.

Guido segurava a mão de Eva. Olhava em seus olhos. E recebia ali sua última lição: coragem. Determinação, coerência. Mas, sobretudo, coragem. Para viver da maneira que quis. E para morrer no momento e da forma que desejou.

Ingrid e Marie diriam depois: "Ela estava *muito* pronta".

Guido finalizou seu depoimento sobre a paixão de Eva – material que deu origem a estas páginas – quarenta e cinco dias depois da sua morte. Produzir aquelas linhas lhe rendeu mais seis semanas com ela. Um mês e meio a mais, com Eva vivíssima dentro dele. Guido pôde repassar cada momento com ela. Relembrar – e celebrar – a vida da mãe. Tê-la do lado.

Ao colocar o ponto final em seu testemunho, era como se Guido estivesse se despedindo dela de novo. E a perdendo outra vez. Só que, agora, para sempre. Como se estivesse largando finalmente a mão de Eva, que ele havia segurado com carinho e firmeza naquela manhã na Suíça, sentado ao seu lado na cama.

Talvez tivesse chegado, para ele, enfim, a hora de deixá-la ir. E de seguir em frente com sua vida. Sem sua mãe. Como era inevitável. Como ela gostaria que fosse.

Era, quem sabe, afinal, hora de lidar com o fato de que nunca mais ririam juntos. De que já não tinha Eva ao alcance de uma ligação. De que já não podia fazer planos para quando se reencontrassem. De que ela nunca mais os visitaria. De que a casa de Eva não existia mais. De que já não poderia contar com ela nos momentos em que *só* ela conseguia ajudá-lo.

Seu relato era, entre outras coisas, o desejo de ficar mais tempo com ela. De não deixá-la ir, de postergar ao máximo a contemplação da profundidade e da extensão da sua ausência – que só tornavam mais evidentes o tamanho e a importância da presença que ela construíra em sua vida.

Eva acionou a válvula. A enfermeira acendeu uma vela e começou a entoar um cântico, baixinho. Eva a interrompeu: "*Non*". Voltou a olhar para Guido, apertou sua mão, e disse suas últimas palavras, em francês, afrontando a afasia em seu gesto derradeiro: "*Mon fils*".

5.
Os fatos e
os argumentos

Sempre que uma morte acontece, somos lembrados de que a vida acaba. Todos morreremos. As pessoas que você mais ama morrerão. Você também vai morrer. Para qualquer ser vivo, a morte é um evento inevitável.

A morte não é o avesso da vida – ela é o seu final. O oposto de *morrer* não é viver, mas *nascer*. Já no nascimento você começa a trilhar o caminho que o conduzirá ao falecimento – o tempo que houver entre esses dois instantes é o que chamamos de vida.

A consciência da própria extinção é uma das características que nos torna humanos. Só em nossa espécie os indivíduos sabem que seus dias estão contados. Trata-se de uma clarividência terrível. Diante desse veredito incontornável sobre a brevidade atroz da nossa existência, Albert Camus cunhou sua famosa frase: "Só existe um problema filosófico realmente sério: o suicídio". Eis o questionamento ontológico: por que continuar existindo se vamos deixar de existir a qualquer momento?

Diante desse imperativo biológico, e desse impasse existencial, a única decisão possível, se tanto, para cada um de nós, frente à nossa própria finitude, é *como* queremos viver – e *como* desejamos morrer. Esse é o único controle que podemos ter sobre a fortuidade da existência humana – nos colocarmos como sujeitos ativos, e não como objetos passivos, daquilo que nos acontece.

De um lado, é preciso viver a melhor vida possível. Experimentar prazeres, viver alegrias, espalhar sorrisos, criar e compartilhar o maior número possível de momentos felizes. Talvez este seja o único sentido da vida humana: viver *bem*, consigo mesmo e com os outros, pelo tempo que der.

Da mesma forma, também é fundamental morrer *bem*, evitando todo sofrimento que for possível evitar. Uma boa vida não basta – é preciso morrer de modo digno. Se a morte é parte da vida, então qualidade de vida inclui também qualidade na morte. Quando viver se transforma num exercício constante de agonia e desespero, deixar de existir pode representar a única libertação possível de uma rotina excruciante em que só há dor e infelicidade.

Muito mais absurda do que a brevidade da vida humana é a sua continuação em condições precárias e inaceitáveis, depois que todos os limites que o indivíduo considera suportáveis foram ultrapassados.

Infelizmente, há situações em que a vida termina antes de a morte acontecer. Em que a pessoa deixa de ser ela mesma – mas continua existindo. Em que seguir vivendo é um suplício. Ou seja: a morte não é a pior coisa que pode nos acontecer. Há cenários que são piores do que a morte. O nome disso é inferno.

Para o indivíduo, isso significa ser torturado diariamente – por uma doença incurável ou por uma incapacitação irreversível. Para a família, trata-se do pior luto possível. Porque ele não acontece depois que a pessoa "descansou", mas, ao contrário, ocorre enquanto a pessoa que amamos segue sendo seviciada, dia após dia, por uma enfermidade (e, muitas vezes, pelos efeitos devastadores de um tratamento agressivo), sem que possamos fazer nada para ajudá-la.

Diante da perspectiva da morte como um filme de terror que acontece em câmera lenta, com cenas de enorme crueldade, e que se prolonga indefinidamente, num lugar lúgubre, onde não há conforto possível, só nos resta torcer para sermos agraciados com a chamada "boa morte" – um evento rápido e indolor.

E na impossibilidade de que isso venha a nos acontecer naturalmente, que possamos viver em um lugar em que o acesso à morte voluntária assistida (MVA) nos seja garantido, em caso de necessidade.

A ideia central do direito à autodeterminação do indivíduo é simples: ninguém pode ser obrigado a viver contra a própria vontade. Ponto.

Antes de questionarmos o direito de um indivíduo de acabar com sua própria vida, deveríamos questionar que direito temos nós de proibir uma pessoa de ir embora, se for esse o seu desejo.

Mesmo com algumas diferenças entre as legislações, nas sociedades que já se posicionaram a favor da autodeterminação, esse é o conceito que sustenta a visão da morte com dignidade como um direito civil inalienável.

O princípio de que todo ser humano deve ter o direito de escolher quando e como morrer está se expandindo – de legislações mais restritivas, que exigem que a pessoa apresente um documento médico atestando que ela tem poucos meses de vida pela frente, para legislações mais abertas, que levam em conta o direito amplo do indivíduo de encerrar sua vida assim que considerar que ela se tornou impraticável, sem necessidade de maiores justificativas nem de grandes comprovações.

Que pessoas podem realizar um procedimento de morte voluntária assistida (MVA)?

Há três critérios principais para a aprovação de um candidato à morte voluntária assistida: terminalidade, sofrimento e autodeterminação.

Em três dos quatorze países que permitiam a MVA em 2024 – Estados Unidos (onze estados), Austrália (sete estados) e Nova Zelândia –, a legislação requer que a pessoa seja portadora de uma doença *terminal*, com diagnóstico de sobrevida de seis meses. Ou seja: trata-se de antecipar uma morte certa que já se avizinha, evitando que o indivíduo sofra com o chamado "tratamento fútil".

Nas outras onze jurisdições – entre elas o Canadá e países da Europa –, a ênfase está no *sofrimento* do indivíduo. Mesmo que não haja um diagnóstico de terminalidade imediata, se a vida da pessoa se tornar inaceitável em decorrência de um quadro de incapacitação, decrepitude ou doença crônica, isso basta para que ela tenha acesso à MVA. (Muitas vezes, a ausência de terminalidade no curto prazo é precisamente o que torna esses casos os mais dramáticos.)

E há uma terceira linha de raciocínio, limítrofe em relação às legislações atuais, que defende o direito do indivíduo à *autodeterminação*. Nessa acepção, a morte é considerada um direito inviolável da pessoa, tanto quanto a própria vida. Ou seja: ninguém pode ser privado de viver – nem de morrer. A pessoa, portanto, teria a prerrogativa legal de encerrar sua existência sem a necessidade de se justificar diante de um médico ou de um juiz. É o que defendem, por exemplo, Philip Nitschke, da Exit International, e a organização suíça Pegasos.

O próximo passo seria o da *autonomia* do indivíduo no que se refere ao encerramento da sua vida. Está em discussão na Holanda, desde 2020, por exemplo, dentro do conceito de *self-deliverance* (algo como "autolibertação"), a ideia de que pessoas, a partir de uma determinada idade (provavelmente 75 anos), possam ter acesso a uma dose letal de medicamento – a chamada *completed life pill* (algo como "comprimido da vida completa"), caso o desejem.

Isso estabeleceria o direito constitucional dos indivíduos, a partir de certa idade, de ir embora no momento em que decidirem que já viveram tudo o que desejavam viver. E de fazê-lo sem depender de ninguém, no que poderíamos chamar de morte voluntária assistida "independente".

A Holanda, desde 2002, admite a MVA em suas duas versões – autoadministrada e administrada por terceiros – depois de quase quarenta anos de debate. Trata-se do primeiro país a legalizar o procedimento – antes, apenas o estado do Oregon, nos Estados Unidos, em 1994, e o estado Northern Territory, na Austrália, em 1995, tinham legislado favoravelmente à autodeterminação.

Hoje, entre os holandeses, a palavra "morte", com o peso que estamos acostumados a atribuir a ela, está sendo substituída na linguagem diária por termos como "vida realizada" (*voltooid leven*) e "vida completa" (*vol leven*). Isso se aplica em especial às pessoas que padecem na velhice com a falência progressiva da saúde e decidem não esperar pela morte "natural".

A própria peça jurídica que legislou favoravelmente ao direito de morrer sem sofrimento, na Holanda, tem o nome de "Lei de Rescisão da Vida". Como se a existência fosse um contrato da pessoa com ela mesma que pudesse ser desfeito – por ela, e apenas por ela – a qualquer momento.

Derek Humphry, um dos pioneiros na luta pelos direitos de fim de vida no mundo, chamava a atenção para o fato de que essa prerrogativa é especialmente importante para as mulheres. Homens idosos em geral contam com a ajuda de uma companheira em seus últimos dias – já o contrário não é verdade. É comum que mulheres em idade avançada se encontrem completamente sozinhas – sem um familiar, um amigo, um acompanhante ou um médico que se solidarize com seu sofrimento.

Com a MVA tornada acessível, por meio do "comprimido da vida completa", nos moldes do que está sendo discutido na Holanda, é possível que venhamos a ter uma jurisdição que finalmente assegure a *todos* – e às mulheres idosas, em especial – não apenas uma boa vida, mas também uma boa morte.

No critério de *terminalidade*, o poder está com o médico – a pessoa precisa de um atestado para morrer. No critério de *sofrimento*, a opinião do indivíduo conta mais do que o diagnóstico clínico – mas um ou mais médicos precisam corroborar essa decisão.

Já no critério de *autodeterminação*, e também no de *autonomia*, o encerramento da vida deixa de ser um assunto médico para se tornar uma escolha do indivíduo. Trata-se da *desmedicalização* da morte, que passa a ser uma decisão de foro íntimo – um evento privado que pode ser realizado pela pessoa em sua casa, e não um evento clínico que precise acontecer num hospital.

No quadro a seguir, uma síntese dos principais direitos, opções e princípios relativos ao fim da vida, organizados do cenário mais conservador ao mais liberal.

Um outro jeito de enxergar esse cenário: quanto mais liberal o ambiente, mais a morte é um assunto individual e particular. Já em ambientes mais conservadores, a morte é um assunto judicializado – de um lado, o indivíduo precisa pedir permissão aos médicos para morrer,

Figura 1: As tipificações da morte voluntária assistida (MVA) - e seus fatores de influência

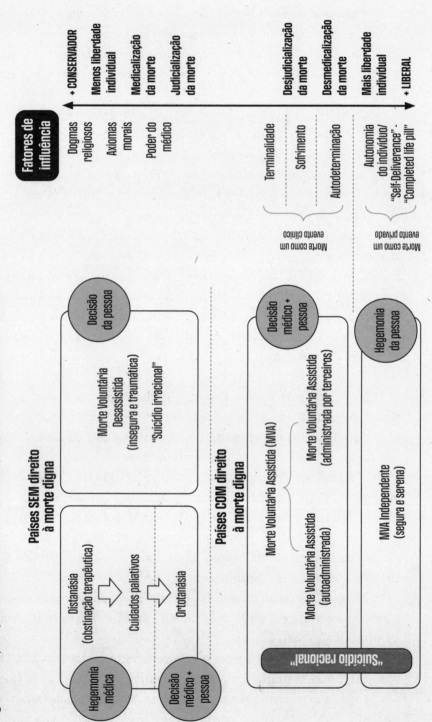

como se sua vida pertencesse à medicina e não a ele próprio; de outro lado, ele tem que brigar na Justiça pelo direito à autodeterminação, porque a existência é um bem jurídico que lhe pertence, mas do qual ele não pode dispor.

Limites e zonas cinzentas no território da MVA

A definição de quem pode ou não ter acesso à MVA se torna mais complexa em alguns casos.

Pessoas com incapacidade física de autoadministrar a dose letal

Das jurisdições que permitiam a MVA em 2024, todas a admitiam em sua versão autoadministrada – com a exceção da província de Quebec, no Canadá. Enquanto quatro proibiam a MVA administrada por terceiros – Estados Unidos (onze estados), Suíça, Alemanha e Áustria.

A ideia de impedir que outra pessoa acione a dose letal é garantir que a vontade do indivíduo – e apenas a dele – determine o ato. No entanto, pessoas tetraplégicas ou portadoras da síndrome do encarceramento (quando estão conscientes, presas dentro de um corpo inerte, muitas vezes só lhes restando o movimento dos olhos) não têm condições de realizar sozinhas seu intento. Ou seja: ao não se admitir a MVA administrada por terceiros, excluem-se justamente alguns dos casos mais agônicos e, portanto, urgentes.

Esse desespero foi vivido pelo marinheiro espanhol Ramón Sampedro, conforme relatado nas páginas do seu livro *Cartas do inferno*, de 1996, que deu origem ao filme *Mar adentro*, de 2004, vencedor do Oscar de Melhor Filme Estrangeiro. Ramón tinha 25 anos quando se acidentou num mergulho e ficou tetraplégico. Por trinta anos, imobilizado sobre uma cama, ele lutou publicamente pelo seu direito de morrer – e de receber ajuda para deixar de viver, uma vez que não tinha condição de fazê-lo sozinho. Ramón conseguiu escapar do inferno em 1998, com a ajuda de uma amiga, vinte e três anos antes de a MVA ser legalizada na Espanha.

(A organização suíça Pegasos opera com um aparelho que permite o acionamento da substância apenas com um leve movimento de cabeça ou com a língua – um avanço em termos de inclusão e acessibilidade.)

Menores de idade

Na maior parte dos países que permite a MVA, ela só é disponibilizada a indivíduos adultos, plenamente responsáveis por seus atos. Em 2024, a exceção ficava por conta de três jurisdições.

Na Bélgica, desde fevereiro 2014, não há limite de idade. O menor precisa ter idade suficiente para compreender o pedido que está sendo feito. E precisa contar com a aprovação dos pais para realizá-lo. Para a MVA em menores, a Bélgica estabelece como critérios a terminalidade ou o sofrimento físico insuportável (sofrimento psíquico não é considerado um fator decisivo).

Na Colômbia, desde maio de 2018, menores entre 6 e 14 anos podem ter acesso à MVA administrada por terceiros, desde que tenham a aprovação dos pais ou responsáveis. Entre 14 e 17 anos, estes devem ser informados, mas sua discordância não impede a realização do procedimento.

Na Holanda, pessoas com mais de 16 anos são consideradas aptas a decidir – indivíduos entre os 12 e os 16 anos precisam do consentimento dos pais para realizar o procedimento.

(Em 2023, a Holanda considerava permitir a MVA para crianças a partir de 1 ano de idade, em casos de doenças que causam sofrimento extremo, em que não há esperança de cura e para as quais os cuidados paliativos não trazem alívio – acontecem entre cinco e dez casos por ano, com essa gravidade, no país.)

Segundo a Organização Mundial da Saúde (OMS), há em torno de 20 milhões de pacientes terminais no mundo – um patamar que se mantém constante. Só um em cada dez desses pacientes recebe cuidados paliativos. Cerca de 1,2 milhão deles (6% do total) são crianças.

Esse é um território em que as questões são de difícil resposta.

Por um lado, se consideramos que menores de idades são imaturos para tomar uma série de decisões na vida, parece óbvio que morrer – pelo caráter extremo e irreversível desta escolha – deveria estar fora do seu leque de opções.

Por outro lado, se há adultos que padecem de modo insuportável, além da capacidade da ciência médica de aliviar seu tormento, também é fato que há milhares de crianças nessa mesma situação desesperadora. O que fazer – deixar que elas sejam torturadas pelo sofrimento por anos a fio, até que atinjam a maioridade? Admitir a possibilidade de que essa decisão possa ser tomada pelos pais, em conjunto com os médicos e com a Justiça, em nome do indivíduo legalmente incapaz?

Isso contrariaria a lógica da autodeterminação e a inviolabilidade do direito do indivíduo de decidir seguir – ou não seguir – vivendo. Afinal, não se pode falar em morte "voluntária" quando a pessoa em questão não reúne condições para fazer essa escolha de modo autônomo.

Ainda assim, é possível que, em muitos casos, essa seja a coisa mais decente e caridosa a se fazer. Mas onde, exatamente, riscar essa linha? Como garantir que possamos oferecer às crianças o melhor da nossa humanidade e da nossa compaixão – sem que isso represente um achaque ao seu direito de existir, e de decidir seu próprio destino?

Enfim: nesta frente, em específico, não há resposta fácil.

Pessoas com doenças mentais

Outro grupo que adensa a discussão sobre a regulamentação da MVA é o das pessoas que enfrentam alguma condição que lhes prejudique a capacidade mental e a clareza de raciocínio para a tomada de decisão. Estamos falando tanto de doenças neurológicas (como Alzheimer ou outra forma de demência) quanto psicológicas e psiquiátricas (como depressão ou esquizofrenia).

Uma das grandes preocupações de quem sofre de demência é justamente agir antes de perder completamente a lucidez. De um lado, há sempre o risco de antecipar a morte prematuramente – e perder algum tempo de vida útil. De outro, há o pesadelo de passar a um estado de incapacidade, no qual já não seja possível decidir sobre si mesmo.

É comum, entre portadores de Alzheimer, que uma das últimas informações a desaparecer da mente do indivíduo seja exatamente sua vontade de ir embora antes de perder a autonomia – e a dignidade. É notável que as memórias mais resilientes da pessoa sejam aquelas relacionadas ao seu desejo de não definhar em um fim de vida degradante.

(Essa foi provavelmente a grande motivação do poeta carioca Antonio Cicero ao viajar a Zurique, para realizar sua MVA com a Dignitas, em 23 de outubro de 2024 – no caso mais célebre de afirmação dos direitos de fim de vida envolvendo um brasileiro.)

Boa parte das legislações de MVA exige que o indivíduo confirme sua decisão momentos antes do procedimento. Para quem padece de doenças psicológicas ou psiquiátricas crônicas, que resultam em intensa dor psíquica, talvez seja mais simples: na maioria dos casos, mesmo os mais graves, há momentos de cognição plena, janelas de completa lucidez, em que a pessoa pode confirmar sua decisão e cumprir sua parte na MVA.

Já para quem sofre de doenças neurodegenerativas, em processos crônicos e irreversíveis de apagamento da individualidade, o único modo de evitar que a pessoa precise adiantar exageradamente o dia de sua morte é permitir que a MVA, lá na frente, seja administrada por terceiros.

Nesse caso, será fundamental que o indivíduo produza um "Testamento Vital" – principal peça do pacote de "Diretivas Antecipadas de Vontade". Trata-se de uma declaração em que a pessoa dá instruções específicas sobre os cuidados, tratamentos e procedimentos médicos que deseja (ou não) para si, determinando, inclusive, as situações em que gostaria que sua vida fosse finalizada.

O Testamento Vital assegura que a vontade da pessoa seja respeitada em situações em que ela esteja incapacitada de realizar diretamente seu intento, de pedir ajuda para realizá-lo ou de reafirmar seu consentimento de viva voz.

Evidentemente, é fundamental garantir que esse documento tenha força jurídica no lugar em que a pessoa vive. O Testamento Vital é um instrumento relativamente comum nos Estados Unidos e em vários países da Europa, mas é ainda pouco utilizado no Brasil, onde não há legislação específica a respeito.

(As Diretivas Antecipadas de Vontade são admitidas como documentação com força suficiente para garantir ao indivíduo o acesso futuro ao procedimento de morte voluntária assistida em cinco das quatorze jurisdições que admitem a MVA: Holanda, Bélgica, Luxemburgo, Espanha, Colômbia – além da província de Quebec, no Canadá.)

Há, aqui, uma discussão correlata: o direito de a "pessoa presente" definir o que acontecerá com a "pessoa futura". Quanto menos tempo decorrer entre a assinatura do indivíduo, hoje, plenamente cônscio de si, e a efetivação de sua vontade no futuro, quando sua identidade já tiver sido alterada ou erodida pela doença, menor o risco de haver qualquer contradição ou dúvida em relação à permanência da sua convicção ou à validade das instruções deixadas por ele.

Uma das saídas seria o indivíduo renovar o seu Testamento Vital regularmente, de modo que o documento nunca fique mais antigo do que três ou cinco anos. Assim, no momento em que precisar ser usado, ele estará atualizado. Essa parece ser a maneira mais segura, para o próprio indivíduo, de permitir que sua vontade seja atendida quando ele não tiver mais condições de expressá-la de modo presente.

Um último ponto sobre doença mental e MVA. A permissão do procedimento para portadores desse tipo de condição normalmente requer um diagnóstico psiquiátrico – para evitar que a pessoa tome essa decisão num pico de ansiedade, açodada pelo pânico, ou afundada na escuridão de uma crise depressiva, por exemplo.

No entanto, o filtro dessa avaliação médica embute um perigo: psiquiatras mais conservadores sempre poderão considerar como um fator de incapacitação do indivíduo para sua tomada de decisão de deixar de viver o simples fato de o indivíduo estar tomando a decisão de deixar de viver.

Em 2023, a MVA para portadores de doenças mentais intratáveis, que padecem de sofrimento insuportável, era permitida em sete das quatorze jurisdições: Holanda, Bélgica, Luxemburgo, Suíça, Espanha, Austrália e Nova Zelândia.

No Canadá, o governo havia estabelecido que até março de 2024 a legislação da *Medical Assistance in Dying (MAiD)* fosse adaptada para admitir portadores de doenças psicológicas e psiquiátricas. Esse prazo foi prorrogado até março de 2027, para que o sistema de saúde e os profissionais pudessem se preparar adequadamente para incluir essas pessoas.

Pessoas jovens e saudáveis

A morte voluntária, assistida ou desassistida, de pessoas não idosas e sem quadro de doença ou incapacitação, é outra discussão limítrofe no território da autodeterminação.

Deveríamos estabelecer que a pessoa só pode encerrar sua vida depois de tê-la vivido em sua maior parte? Com 60 anos de idade já se pode decidir ir embora, mas com 59 ainda não? Cinquenta anos seria ainda uma idade prematura – esse indivíduo não teria maturidade suficiente para permitirmos, como sociedade, que ele faça essa escolha a seu próprio respeito? E aos 37? E aos 28? Como traçar essa linha?

Deveríamos exigir que a pessoa tenha algum grau de sofrimento físico ou mental para encerrar a própria vida? Mas como definir as unidades de dor nessa régua – e como medir isso na prática? Que tipo de comprovação seria necessária – quanto martírio uma pessoa precisa experimentar para que finalmente a deixemos partir em paz? Quem entre nós tem o direito de recusar, como "motivo fútil", a alegação de outra pessoa a respeito do seu próprio desespero?

Tudo isso, é claro, se opõe frontalmente ao princípio básico da autodeterminação – que é reconhecer o direito da pessoa de fazer o que quiser consigo mesma.

Nos aproximamos aqui do território do "suicídio irracional" – ou "suicídio comum". Onde nos aguarda a questão: como tratar aqueles entre nós que tiverem a infelicidade de encontrar pelo caminho uma razão que considerem grande o suficiente, qualquer que seja ela, para acabar com a própria vida? Enfim: o que fazer com indivíduos jovens e saudáveis que estiverem decididos a partir?

Em todo lugar do mundo, busca-se prevenir o "suicídio irracional". Especialmente nos casos em que ele é fruto de um ato aparentemente intempestivo e descontrolado. Ou quando o indivíduo age num momento em que não reúne as melhores condições psicológicas para essa tomada de decisão, como num surto psicótico ou quando está com o discernimento afetado pelo uso de substâncias.

Paradoxalmente, esse "combate" ao suicídio acaba contribuindo para o estigma, reforçando o tabu que envolve o tema – o que isola e aliena ainda mais as pessoas que estão considerando ir embora.

O melhor caminho – senão o único – parece ser o do acolhimento. Abraçar de verdade essas pessoas em sua dor. E lhes oferecer condições para que possam refletir profundamente sobre sua intenção, discutindo abertamente, em família, entre amigos, com seus profissionais de confiança, sobre possíveis saídas para seu desespero. Sem estranheza, sem julgamento, sem condenação.

É fundamental criarmos esse ambiente seguro, inclusive do ponto de vista terapêutico e legal, para que as pessoas possam falar sobre seu sofrimento, físico ou mental – sem risco de internação involuntária, de sedação forçada, de tratamento à revelia, ou de serem trancafiadas num quarto, atadas a uma cama.

O estabelecimento desse espaço compassivo, em que o indivíduo possa compartilhar o que está considerando fazer, *antes* de fazê-lo, faz muita falta à imensa maioria dos países – e das famílias – mundo afora. Essa é provavelmente a nossa melhor chance – senão a única maneira – de evitar atitudes solitárias e trágicas.

Ao mesmo tempo, é preciso entender que sempre haverá entre nós quem deseje ir embora. São obviamente corretas todas as tentativas de salvar uma vida. Em especial de alguém que amamos. Em especial de uma pessoa jovem e saudável. Mas é fundamental que essa intenção não se sobreponha ao livre-arbítrio do outro. Podemos argumentar em contrário e tentar mostrar que há alternativas, com todas as nossas forças e com todo o nosso amor. Mas se aquele for mesmo o caminho que a pessoa escolher para si, depois de todos os esforços de convencê-la a rever sua decisão, não nos cabe impedi-la. (Até porque, no limite, isso é impossível. E a postura coercitiva só faz empurrar ainda mais o indivíduo para o terreno da ação isolada e truculenta.)

Acolher significa abraçar, acarinhar, proteger. Acolher não significa prender, acorrentar, impor. Acolher, a partir de determinado ponto, significa também respeitar.

Haverá casos, findas todas as tentativas de dissuasão, em que, como indivíduos e como sociedade, como familiares e como amigos, só nos restará oferecer condições dignas para que a pessoa possa partir da forma mais segura e serena possível. Se temos alguma consideração por ela (e por nós mesmos, como seres humanos), é isso que deveríamos fazer. Por mais difícil que seja. O contrário seria invadir o território alheio, avassalar as fronteiras do outro, revogar sua soberania, anular sua independência. E tentar controlar à força um destino que não nos pertence, impondo nossa vontade de modo ditatorial sobre uma vida que não é nossa.

Ao nos recusarmos, com nosso silêncio ou com nosso julgamento, a oferecer uma atitude de compaixão e de empatia diante da aflição de outro ser humano, estaremos sendo desumanos. Ao virarmos o rosto, ao negarmos nossa solidariedade, ao proibirmos aquele indivíduo de sentir o que ele está sentindo, estaremos punindo-o, ao invés de ajudá-lo.

Há quem pense que as pessoas que decidem deixar de viver sejam masoquistas – homens e mulheres obcecados pela autoimolação. No entanto, quem toma a decisão radical de acabar com a própria vida o faz, muitas vezes, justamente porque não aguenta mais sofrer, porque não suporta mais uma existência em que a dor, física ou mental, se tornou insuportável.

Se essas pessoas tivessem gosto pelo martírio, o "suicídio irracional", com os métodos medievais que relegamos a esses casos, seria um prêmio. Ou seja: o castigo que impomos àqueles que decidem ir embora, a brutalidade do cardápio que lhes dispensamos nessa hora, funcionaria, na verdade, como um *estímulo* a que eles optassem por partir.

Eis o ponto: nenhuma morte deveria acontecer de modo *desassistido*. (A menos, claro, que essa fosse a escolha da pessoa.) Ninguém deveria ser obrigado a morrer sozinho – para escapar à coerção médica, ao cerco das autoridades ou à detenção pela própria família. Sobretudo, ninguém deveria ter como único método disponível para a realização de seu intento o exercício de um ato de violência contra si mesmo.

O fim da vida é um momento crucial na trajetória de qualquer pessoa. Deveríamos poder tratar esse evento como aquilo que ele é: uma despedida. Como uma celebração daquela pessoa que se vai – e do tempo que convivemos com ela, e do amor que sentimos por ela.

É um absurdo que qualquer indivíduo tenha de encerrar sua existência às escondidas, de modo grotesco, imerso em culpa e vergonha.

"O que considero verdadeiramente trágico é quando alguém recorre ao suicídio de modo secreto e silencioso, sem ter falado abertamente com ninguém sobre as razões dessa decisão. É ainda mais terrível quando essa tragédia marca de modo indelével as pessoas que estão ao redor, pelo resto de suas vidas", diz Erika Preisig, médica fundadora da organização suíça Lifecircle.

MVA: estímulo ou desincentivo ao "suicídio irracional"?

Um argumento que se usa contra a regulamentação da MVA é que o acesso legal a uma morte rápida e indolor aumentaria o número de pessoas querendo encerrar a própria vida.

No entanto, imaginar que o acesso a uma morte humanizada vá aumentar o número de pessoas desejando morrer é mais ou menos como dizer que o acesso a remédios mais eficientes contra o colesterol e a aterosclerose vá fazer com que as pessoas passem a comer um prato de toucinho cru acompanhado de uma xícara de banha no café da manhã.

A imensa maioria de nós não deseja morrer. Somos programados biologicamente para sobreviver. A vontade de viver, entre os seres humanos, é muitíssimo maior e mais forte do que a vontade de morrer. Então ninguém vai se aplicar uma injeção letal apenas porque ela se tornou disponível.

Talvez a maior prova disso é que, entre as organizações suíças que oferecem o procedimento de MVA, em média, apenas um terço das pessoas aprovadas para o procedimento de fato o realizam.

Ou seja: a disponibilização da MVA teria, na verdade, o efeito contrário – de reduzir o número de pessoas que decidem ir embora. Ou, ao menos, de retardar essa decisão. Isso aconteceria porque, quando as pessoas sabem que estão sentadas ao lado da saída de emergência, e que podem utilizá-la a qualquer momento, elas perdem a pressa em abandonar a sala ao primeiro sinal de fumaça, e esperam para sair somente quando começam de fato a sentir na pele o calor das chamas.

A MVA retira um fator importante da decisão da pessoa de partir – a ansiedade. O acesso à "boa morte" dá ao indivíduo o conforto de ter uma opção garantida para quando as coisas ficarem realmente ruins – o que faz com que ele não precise tomar uma decisão precipitada. A pessoa deixa de se preocupar com a gravidade do seu estado no futuro, porque sabe que se uma situação inaceitável realmente se instalar, ela terá os meios para ir embora de modo pacífico e planejado.

No Canadá, a legislação da *MAiD* foi aprovada em 2016. No ano seguinte, houve 4.462 "suicídios comuns" (taxa de 12,3 por 100 mil habitantes), contra 2.838 procedimentos de MVA. Em 2022, pouco mais de cinco anos depois, o número de *MAiDs* havia subido para 13.241 procedimentos – e o número de "suicídios comuns" havia caído para 3.593 (9,2 por 100 mil), uma redução de quase 20% em números absolutos.

Desde 2019, quando o Canadá registrou 4.581 "suicídios irracionais", o maior número absoluto de sua história, essas mortes trágicas têm caído ano a ano no país – enquanto o número de MVAs tem crescido anualmente desde sua regulamentação, em 2016. É possível que algumas das mortes que iriam acontecer de modo "desassistido" tenham se transformado em *MAiDs*.

Na Suíça, houve uma redução de 28% no número de suicídios "comuns" nos últimos 20 anos – de 1.331 casos em 2002 para 953 em 2022. (A taxa caiu quase pela metade, de 16,3 por 100 mil para 8,9.) No mesmo período, as MVAs cresceram de 123 para 1.594 por ano. (Desde 2017, acontecem mais MVAs do que suicídios "irracionais" na Suíça.) Embora a maioria dos procedimentos atenda pessoas de outras nacionalidades, é possível imaginar que vários suíços tenham preferido a "boa morte" a submeter a si mesmos, e suas famílias, a um evento traumático.

Já na Holanda, que legalizou a MVA em 2002, no ano seguinte houve 1.520 "suicídios comuns" (9,2 por 100 mil habitantes) – contra 1.815 procedimentos de MVA. Duas décadas depois, em 2022, o número de "suicídios irracionais" era de 1.916 (10,8 por 100 mil) – um crescimento de 26%, em termos absolutos, em relação a 2003. No mesmo período, o número de MVAs subiu para 8.720 procedimentos.

O que esses números parecem mostrar é que ainda não dá para cravar uma relação direta entre a MVA e o "suicídio irracional". Trata-se, até aqui, ao que tudo indica, na maioria das vezes, de dois públicos distintos, em momentos de vida próprios, com motivações diferentes.

De um lado, a regulamentação da MVA *não* faz com que mais pessoas decidam deixar de viver. Esse desejo, e essa necessidade, já existem – sempre existiram e provavelmente sempre existirão – para um determinado grupo de pessoas, independente da legislação em vigor.

De outro lado, no entanto, o acesso à morte digna e humanizada parece ter um limite em sua capacidade de reduzir o número de suicídios "irracionais". (Vale dizer que para as dez mortes *desassistidas* que ocorrem todo dia no Canadá, há quase duzentas tentativas diárias registradas pelo governo, com mais de sessenta delas resultando em hospitalização.) Ou seja: é possível que algumas pessoas venham sempre a optar por um ato desacompanhado e brutal, mesmo que tenham acesso a métodos mais suaves e racionais de ir embora.

Não menos importante: proibir a MVA e estigmatizar a decisão de um indivíduo de morrer *não* reduz o número de pessoas determinadas a ir embora. (No máximo, tira-lhes os meios de fazê-lo de forma segura e pacífica, deixando-lhes à disposição apenas métodos bárbaros – sem que isso resulte em vidas sendo salvas.)

Quem são as pessoas que procuram a MVA?

Que tipo de gente busca a MVA? Quais as razões mais comuns para alguém lançar mão desse recurso? Alguns números ajudam a traçar um perfil desse público.

No estado do Oregon, nos Estados Unidos, cuja legislação de MVA entrou em vigor em 1997, de modo pioneiro, e é até hoje uma referência para outras jurisdições mundo afora, 431 pessoas receberam autorização para o procedimento em 2022. Dessas, apenas 278 levaram a cabo seu intento naquele ano – 57% dos aplicantes, descontando as 32 pessoas que partiram em 2022 com autorizações recebidas em anos anteriores. (Em 25 anos de MVA no Oregon,

3.712 pessoas tiveram seus pedidos atendidos, mas só 2.454 – 66% delas – efetivamente realizaram o procedimento.)

A demografia das pessoas que fazem uso da MVA no Oregon não se altera muito de ano a ano: 85% delas têm 65 anos ou mais; 64% são pacientes de câncer, 12% de doenças cardíacas e 10% de doenças neurológicas; 92% preferem morrer em casa.

Na Holanda, 89% das pessoas que buscam a MVA têm mais de 60 anos. O câncer também é a principal razão da procura pelo procedimento por lá (74,3%), seguido de doenças neurológicas (6,1%), moléstias e incapacitações ligadas à velhice (5,2%) e doenças cardiovasculares (4,6%).

No Canadá, em 2022, a média de idade das pessoas que realizaram a *MAiD* foi de 77 anos – 51,4% eram homens (a maioria masculina é uma constante em todo lugar) e apenas 3,5% delas não tinham um diagnóstico de terminalidade. O câncer, outra vez, foi a principal motivação (63%), seguido de doenças cardiovasculares (18,8%), doenças respiratórias (13,2%) e doenças neurológicas (12,6%).

Entre os canadenses que recorreram à *MAiD*, 59,2% reportaram que a insuportabilidade do seu sofrimento estava relacionada à dor, enquanto 86,3% afirmaram que a existência tinha se tornado intolerável com a perda da dignidade e da privacidade advinda da incapacidade de realizarem qualquer tarefa de modo independente.

Em 2022, 39,5% das *MAiDs* ocorreram em casa – outras 30,5% aconteceram em hospitais, 20,8% em unidades de cuidados paliativos e 7,6% em residências para idosos.

Na média, esse é o perfil das pessoas que buscam a MVA mundo fora: idosos no estágio terminal de doenças incuráveis (câncer, a principal delas) que buscam abreviar seu sofrimento e morrer de modo digno, preferencialmente em casa, junto à família e aos amigos.

Vale conhecer também, em contraste, alguns números ligados ao "suicídio irracional".

Ocorrem, em média, 800 mil "suicídios comuns", por ano, no mundo. O que representa 1,7% do total dos óbitos no planeta. Entre os fatores que geram as mortes na espécie humana, a morte autoimpingida ocupa a 17ª posição.

Para efeito de comparação, em 2019, as doenças cardiovasculares, a *causa mortis* campeã, mataram 19 milhões de pessoas no mundo. Os cânceres, 11 milhões. As doenças respiratórias, 4 milhões. Naquele mesmo ano, o "suicídio comum" matou um pouco menos do que a aids (900 mil) e um pouco mais do que a malária (700 mil).

Mesmo imaginando que o número de mortes autoimpingidas seja o dobro, devido ao tabu que envolve o tema com um manto de silêncio e constrangimento, o que provavelmente atrapalha que os registros corretos sejam feitos, acabar com a própria vida seria a oitava causa de morte no mundo – um pouco acima da diabetes e um pouco abaixo da demência.

No Brasil, ocorrem em torno de 1,5 milhão de óbitos por ano. Desses, 12 mil são "suicídios irracionais". Apenas 0,8% do total. De novo, acreditemos que haja uma subnotificação dos casos por aqui e que, na verdade, 25 mil pessoas se matem por ano no país. Ainda assim, se trataria de um número mais de seis vezes menor do que o de brasileiros que morrem em decorrência do tabagismo (160 mil), por exemplo.

Esse número também representaria metade dos casos de homicídio no país. A média histórica mostra que todo ano, no Brasil, quase 50 mil pessoas têm suas vidas arrancadas de si, de modo violento, contra sua vontade. É curioso que nos choquemos muito mais com as 25 mil pessoas que escolhem partir do que com essas 50 mil que perdem suas vidas à sua revelia, desejando viver.

É possível dizer que o Brasil não está conseguindo garantir nem o direito à vida a quem quer seguir vivendo, nem o direito a uma morte digna a quem decide ir embora. Admitimos como fato corriqueiro que alguém tenha a vida ceifada pela violência no país – mas temos grande dificuldade em aceitar que uma pessoa possa ter o direito de se retirar de modo pacífico.

A MVA e a crescente longevidade humana

A população mundial está envelhecendo. A expectativa média de vida de alguém ao nascer, em 1960, era de 47,7 anos. Em 1990, já era de 64 anos – um salto de 34% em três décadas. E em 2020, era de 72 anos – um aumento de 12,5% nos 30 anos subsequentes. Essa curva segue ascendente – a longevidade em nossa espécie crescerá ainda mais antes de estabilizar.

Ocorre que, quanto mais vivermos, quanto mais expandirmos nossa capacidade de ficarmos velhos, mais expostos ficaremos aos decaimentos que vêm com a idade. Por isso, a MVA, e os direitos de fim de vida, vão se tornar inevitavelmente um interesse central em nossas agendas: quanto maior a idade média das pessoas, mais relevante será garantirmos o acesso a uma morte rápida e indolor – se e quando a existência se tornar um flagelo.

A Organização Mundial da Saúde (OMS) estima que apenas 12% das mortes humanas ocorrem de modo súbito: todas as outras se apresentam como um *processo* – não raro, sofrido. Com o envelhecimento da população, e os avanços da ciência médica, é provável que a morte se torne um evento ainda mais alongado – mas não menos penoso. É muito provável que você tenha que cuidar de alguém – e que alguém vá ter de cuidar de você. Então é fundamental que nos perguntemos: que tipo de morte *eu* quero para mim? E deixar isso claro para as pessoas que o cercam. E fazer essa pergunta a elas também.

Em março de 2022, o ator francês Alain Delon, aos 86 anos, expressou o desejo de encerrar sua vida, numa declaração que teve grande repercussão mundial. Em 2019, ele havia sofrido dois AVCs, causados por arritmia cardíaca. Antes disso, declarara: "A [morte voluntária assistida] é a coisa mais lógica e natural a se fazer. A partir de uma certa idade, temos o direito de partir pacificamente deste mundo, sem [...] dispositivos de suporte à vida".

(Alain Delon morreu naturalmente em agosto de 2024, em sua casa, em Douchy, na França – ele fora diagnosticado com linfoma em janeiro daquele ano.)

Eis o paradoxo da longevidade: talvez fizesse algum sentido não discutir o uso da saída de emergência quando nossa expectativa de vida era de 60 anos ou menos. Morríamos jovens e relativamente saudáveis, lamentando não termos mais tempo para aproveitar a existência. Quando essa perspectiva aumenta para 90 anos ou mais, é muito provável que venhamos a enfrentar doença e decrepitude.

Então será fundamental podermos ejetar o assento caso a viagem se torne por demais desconfortável.

Ao lado disso, a medicina terá cada vez mais condições de manter um organismo humano vivo por tempo indeterminado. Exatamente por isso, a voz do indivíduo que habita aquele corpo precisa ser ouvida e respeitada, acima de todas as outras. Para muitos, a possibilidade da MVA é isto: uma "apólice de seguro", um "botão de pânico", contra um fim de vida indesejado.

"A ciência médica fez um excelente trabalho em prolongar a vida, mas o sistema jurídico não conseguiu acompanhar as dificuldades que surgem inevitavelmente quando as pessoas passam a viver mais tempo do que gostariam de viver", escreve Betty Rollin em seu livro *Last Wish* ("Último desejo"), em que relata a morte da mãe, Ida.

Quando a existência humana coincidia com nossos anos de juventude, podíamos nos preocupar apenas em ter uma boa vida. À medida que nos tornamos mais velhos, precisamos nos preocupar também em garantir uma boa morte.

O Brasil está atrasado nessa discussão. A população brasileira também tem envelhecido. A expectativa média de vida no país era de 70,1 anos em 2002. Em 2022, já era de 75,5. Estima-se que, em menos de duas décadas, ela ultrapasse a casa dos 80 anos. Ou seja: a grande maioria dos brasileiros vai ter de encarar, daqui a pouco – quer queira, quer não –, questões frontais relacionadas à senectude. Situações que seus pais enfrentarão antes – ou que talvez já estejam enfrentando.

A julgar pela experiência dos países que já aprovaram legislações relativas à MVA, os direitos de fim de vida costumam tomar duas ou três décadas de discussão em sociedade até ganharem força jurídica. (Em alguns lugares mais conservadores ou dogmáticos – não quero com isso sugerir que o Brasil seja um deles –, esse processo pode tomar ainda mais tempo.) Ou seja: é trabalho para uma geração.

É possível que esse prazo vá se tornando menor à medida que mais jurisdições regulamentem o acesso à MVA, que a autodeterminação vá se normalizando na percepção da opinião pública, e que vá se criando uma espécie de jurisprudência global acerca de como operar o direito à morte humanizada. Ainda assim, é bastante provável que pessoas de meia-idade hoje no Brasil não cheguem a conhecer os benefícios dessa legislação.

Exatamente por isso, precisamos inaugurar essa conversa com urgência no país. Talvez não seja mais possível contratar essa garantia de dignidade no fim – esse "seguro de morte" – para seus pais e avós. A quem tem mais idade, talvez só nos reste torcer por uma "boa morte" espontânea. (Pessoalmente, torço pelo ataque cardíaco fulminante – caso a idílica morte pacífica durante o sono não me seja possível.)

Mas está mais do que na hora de começarmos a nos mexer para garantir essa salvaguarda a quem ainda é jovem – nossos filhos e netos. Ao brigarmos agora pelo estabelecimento do direito à morte digna no país, estaremos beneficiando brasileiros a partir da próxima geração – bem como quem se encontrar idoso daqui a vinte ou trinta anos.

Em mais uma geração ou duas, os brasileiros estarão vivendo para além dos 90 anos. Portanto, defender o direito à morte sem sofrimento, hoje, é lutar para que seus descendentes não sejam obrigados a padecer inutilmente no ocaso de suas vidas. (Pense nisso como um legado, como um salvo-conduto que você está deixando para que eles usem, em caso de necessidade, se assim o desejarem, quando você não estiver mais aqui para zelar pessoalmente pelo seu bem-estar.)

MVA e a tese da "slippery slope"

Slippery slope – ou "ladeira escorregadia" – é o nome que se dá à convicção, que se estabelece com pouca ou nenhuma evidência, de que uma determinada ação vá necessariamente conduzir a uma série de eventos imprevistos e indesejáveis.

No campo da filosofia, a *slippery slope* é tida como uma falácia lógica, ao admitir como verdadeira uma relação de causa e consequência que não existe, e ao tomar como inevitável uma suposta reação em cadeia (ou efeito cascata), com resultados sempre deletérios.

A teoria da *slippery slope* foi muito utilizada pelos antissufragistas: quando apenas homens brancos senhores de terra tinham direito a voto, qualquer flexibilização desse corte (permitir o voto a homens brancos que não fossem proprietários rurais, por exemplo) levava ao medo de que em seguida outros grupos se arvorassem o direito de votar, como mulheres ou trabalhadores assalariados.

A ameaça da *slippery slope* também foi usada pelos segregacionistas como contraponto ao movimento pela igualdade racial – o raciocínio era que permitir que pessoas negras usassem a mesma porta que os brancos para entrarem e saírem dos lugares, por exemplo, faria com que em seguida elas também desejassem usar os mesmos banheiros, os mesmos elevadores, os mesmos bancos no transporte público, além de frequentar as mesmas escolas, hospitais ou bares.

Em relação aos direitos de fim de vida, o argumento da *slippery slope* consiste no receio de que a descriminalização da MVA resulte em que as regras estabelecidas venham a ser desrespeitadas, ou se tornem frouxas, e que abusos aconteçam.

Mesmo ignorando o sofisma embutido nesse raciocínio, é de se perguntar que exagero ou mau uso da liberdade poderia existir quando o sujeito está apenas exercendo seu direito fundamental de fazer o que quiser consigo mesmo. Que injustiça ou malfeitos podem ser cometidos quando é o próprio indivíduo que está no comando daquilo que acontecerá ou não, exclusivamente com ele?

Eis o ponto: o exercício da autodeterminação é uma questão privada, que se encerra no âmbito da relação da pessoa com ela mesma. Quando se fala em possíveis "abusos", ou em legislações liberais *demais*, é preciso considerar que, exatamente por não dizer respeito a mais ninguém, nenhuma ação relativa à MVA tem condição de escalar para fora do escopo particular e prejudicar outra pessoa ou a coletividade.

MVA e as religiões

Como princípio, nenhuma crença religiosa deveria constituir base para sustentar qualquer lei numa sociedade democrática. O arcabouço jurídico é justamente o contrato social que une os diferentes grupos e suas crenças distintas e visões de mundo díspares. Exatamente para bem servir a todos – inclusive às religiões – é que a lei precisa ser laica.

Cada pessoa tem o direito de tomar, sobre si mesma, a decisão que melhor lhe aprouver, levando em conta, inclusive, sua doutrina religiosa. Mas ninguém pode impor seu credo ao outro. De um lado, a regulamentação da MVA não vai forçar ninguém a lançar mão desse recurso – trata-se de uma possibilidade, não de uma obrigação. De outro lado, o desconforto moral de alguém diante dos direitos de fim de vida não pode impedir que outra pessoa venha a decidir exercê-los.

De todo modo, é fato que quase todas as religiões se opõem à ideia da autodeterminação. A justificativa que sustenta essa postura é que, como a vida vem de Deus, só Ele pode encerrá-la. Alguém poderia dizer, com isso, que, no âmbito religioso, o indivíduo não é dono de si mesmo. Um outro jeito de compreender esse argumento, no entanto, é considerar que Deus está sempre presente e está sempre no comando – inclusive quando age por meio de um indivíduo quando ele ou ela, em sofrimento, escolhe abreviar a própria vida. É possível que resida aí também, no livre-arbítrio que Deus concedeu aos seres humanos, Sua imensa piedade.

Há outros ângulos a partir dos quais é possível conversar sobre MVA com as religiões. Grande parte dos fiéis, na maioria dos credos, por exemplo, aceita a ideia de que podemos planejar a concepção – em 2022, segundo a OMS, 65% das pessoas do planeta em idade reprodutiva usavam algum tipo de método anticoncepcional. Isso significa uma interferência humana no fluxo de criação da vida, na medida em que passamos a escolher o melhor momento para receber esse presente de Deus. Ou que simplesmente o recusamos.

A MVA seguiria esse mesmo raciocínio – se podemos planejar a chegada de uma pessoa (e, ao mesmo tempo, evitar a chegada de tantas outras), por que essa mesma pessoa não poderia planejar o seu momento de ir embora? Se não é uma ofensa ao Criador atrasarmos a reprodução por alguns anos, à espera das melhores condições para trazermos alguém à vida, então talvez não seja uma ofensa também que alguém possa antecipar em alguns anos seu reencontro com Ele – quando as condições de permanecer aqui se tornarem insuportáveis.

Erika Preisig, médica suíça fundadora da Lifecircle, profundamente religiosa, disse que mudou sua opinião sobre MVA quando percebeu que ajudar um ser humano em súplica a deixar de sofrer era a coisa certa — a atitude cristã, no seu caso — a ser realizada.

Erika afirmou não acreditar que manter um ser humano sob tortura, dia e noite, sem esperança de melhora, fosse um desígnio de Deus. Exatamente por crer num Deus bondoso, num Deus pai, ela se recusava a aceitar que nosso sofrimento pudesse ser um desejo Dele.

É de pensar: e se a medicina for um dom de Deus para livrar as pessoas do martírio — e não necessariamente da morte? E se o papel dos médicos, como instrumentos de Deus, for oferecer alívio às pessoas, ao invés de apenas mantê-las vivas, muitas vezes à custa da agudização do seu sofrimento?

Esse é um ponto central para pensar a MVA no âmbito teológico: é do interesse de Deus que soframos? Se a dor humana não for do Seu interesse, se Deus é bom e fiel, então é lícito imaginar que a MVA, ao cessar uma agonia que não pode ser debelada de outra maneira, seja um elemento alinhado com a Sua obra.

O contrário seria admitir que o sofrimento humano é do interesse de Deus — o que seria imaginar um Criador mal-intencionado. Ou que Ele é indiferente à dor humana — um Pai que não se importa com a tortura dos seus filhos. Estaríamos afirmando que Deus é perverso. Ou negligente. Ambas as hipóteses soam heréticas.

Enfim: se Deus é por nós, como afirmar que a MVA, como um ato de misericórdia, e de suprema compaixão pelo próximo, não seja mais uma ferramenta no catálogo da Divina Providência?

Outro argumento religioso contra a MVA é que, ao escolher a hora em que vai morrer, o ser humano estaria buscando desbancar Deus e assumir Seu lugar. Aqui é preciso lembrar que o mesmo teria que ser dito em relação a todos os recursos que *já* utilizamos para alterar a hora de nosso passamento — basicamente, toda a ciência médica. Nós temos manipulado nossa morte "natural" desde sempre.

É possível entender cada nova vacina, cada nova droga, cada nova terapia ou tecnologia como um sacrilégio de seres humanos tentando agir como Deus. Nessa perspectiva, o correto seria deixar que o destino que Ele traçou para cada um de nós acontecesse sem qualquer interferência. O acidente grave, ou a infecção generalizada, ou a reação alérgica fulminante, enfim, tudo o que nos acontece *naturalmente*, comporia a obra de Deus – enquanto remédios e tratamentos e transplantes seriam uma petulante ingerência humana nos Seus desígnios.

Mas você pode entender o contrário também – que a obra de Deus está na medicina, e não na doença. Que Deus está do nosso lado e torce por nós – e não se deixa representar por vírus, bactérias, coágulos e cancros. Portanto, é do Seu interesse que usemos todo o engenho e a independência com as quais Ele nos brindou para produzirmos alívio e bem-estar. Nessa perspectiva, a penicilina, os analgésicos – e também a MVA – fazem parte da virtude e não do pecado. Nos salvam ao invés de nos danar.

"Nosso Senhor, em Sua benevolência, nunca nos deixaria trancafiados no sofrimento. A inteligência humana e a capacidade de se libertar da dor são um presente de Deus", afirma Erika Preisig.

Há ainda o argumento de que a pessoa de fé deve confiar que Deus vá prover, mesmo em meio à dor e ao desespero. Ou seja: não precisaríamos fazer nada além de esperar e crer. Mas isso soa bastante como desafiar Deus, como chantageá-Lo com nosso sofrimento – o que seria blasfemo.

O bom fiel não espera que Deus aja em seu lugar ou faça escolhas por ele; não põe o Criador à prova dessa maneira – embora acredite que o Senhor atue por meio de cada uma das escolhas que faz ao longo da vida. A autodeterminação seria apenas mais um botão nesse painel de comando provido por Deus, para que cada um de nós possa decidir sobre si mesmo, de modo responsável e compassivo.

Por fim: não é possível antever os desígnios de Deus. Só é possível compreender as ferramentas que Ele coloca à nossa disposição. Por isso o conhecimento médico, inclusive quando ele garante uma morte segura, rápida e indolor a quem agoniza sem esperanças de recuperação, soa como uma dádiva divina. Já o contrário – prolongar o suplício de um filho de Deus por tempo indeterminado – soa como profanação.

O ponto não é se o indivíduo, diante de Deus, tem ou não o direito de renunciar à própria vida – mas, sim, se é aceitável, diante de Deus, que nos recusemos a permitir que alguém em agonia deixe de sofrer. Ou se é aceitável que obriguemos essa pessoa a continuar sendo flagelada pela dor até muito além da sua capacidade de aguentar. E o pior: em nome do Pai, que é bondade e não descaso, que é cuidado e não abandono, que é amor e não insensibilidade. Essa é a grande questão que a MVA apresenta às religiões.

A MVA e os médicos

Jack Kevorkian, o médico americano que ajudou mais de uma centena de pessoas a morrer de modo digno, nos anos 1990, defendia que a MVA era uma obrigação dos médicos – e que eles não podiam ser "covardes" e abandonar as pessoas exatamente em seu momento de maior desespero.

Jack considerava absurdo que os indivíduos tivessem que resolver seu sofrimento com as próprias mãos, de modo tosco. Ou então que clínicas e hospitais estivessem autorizados, pela Suprema Corte americana, apenas a suspender o fornecimento de comida e água aos pacientes que não desejassem mais viver – a técnica, legal nos Estados Unidos, se chama *Voluntarily Stopping Eating and Drinking (VSED)*, algo como "Parando Voluntariamente de Comer e Beber". Jack argumentava que esse método era bárbaro, o mesmo utilizado em campos de concentração – e que havia modos muito mais dignos e piedosos de ajudar as pessoas a ir embora, se esse fosse o desejo delas.

Jack Kevorkian ficou conhecido mundialmente pela alcunha pejorativa de *Doctor Death* ("Doutor Morte"). É de se perguntar por que a imprensa não escolheu popularizá-lo, por exemplo, como *Doctor Choice* ("Doutor Escolha", sublinhando seu respeito pelo direito de cada um decidir sobre si mesmo) ou *Doctor Compassion* ("Doutor Compaixão", enfatizando seu apoio incondicional aos pacientes, permanecendo ao seu lado até o fim, coisa que ele defendia como missão indeclinável de todo médico).

"Doutor Morte" é o mesmo apelido dado ao médico nazista Aribert Heim, que perpetrou experiências científicas indizíveis em seres humanos na Segunda Guerra. Ou ao médico Maxim Petrov, assassino em série russo. Colocar Jack, em sua cruzada ativista e abnegada por auxiliar pessoas que o procuravam em agonia para realizarem seu intento de abreviar seu sofrimento, ainda que agindo contra a legislação vigente, no mesmo escaninho de torturadores e psicopatas, é um critério de classificação que diz muito sobre quem o cunhou e sobre quem o utiliza.

Jack passou oito anos na cadeia por ter administrado, ele mesmo, em setembro de 1998, a dose letal em Thomas Youk, de 52 anos, paciente terminal de esclerose lateral amiotrófica (ELA), que já não tinha condições de fazê-lo sozinho. (Todas as demais pessoas que Jack auxiliou teriam liberado elas mesmas o coquetel de barbitúricos em suas correntes sanguíneas, operando uma engenhoca desenhada por ele chamada *Thanatron* – "máquina da morte", em grego.)

Jack gravou o procedimento, que foi levado ao ar pelo *60 Minutes*, um dos mais importantes programas jornalísticos de TV dos Estados Unidos – ele afirmou que o fez sabendo dos riscos que corria, em nome de trazer o tema da morte voluntária assistida para o centro do debate.

Assim que a conversa migrou do território de pessoas tirando a própria a vida na presença de um médico para o de um médico efetivamente encerrando a vida de um paciente, a seu pedido, as autoridades encontraram o quadro jurídico que precisavam para condenar Jack a uma pena de 10 a 25 anos de prisão por homicídio doloso simples e por tráfico de drogas – ele não poderia ter prescrito o medicamento a Thomas porque tivera sua licença médica cassada em novembro 1991, pouco mais de um ano depois de ter supervisionado a morte da primeira pessoa que o procurou: Janet Adkins, de 54 anos, portadora de Alzheimer.

Jack ganhou a liberdade condicional em 2007, aos 79 anos, sob a condição de não se envolver mais, de nenhuma forma, em procedimentos de MVA. O que não o impediu de continuar defendendo publicamente a causa da "boa morte" – até que ela o encontrou, em 2011, oito dias após completar 83 anos.

Trinta anos depois da atuação pioneira e corajosa de Jack, o movimento pelo direito de morrer com dignidade ainda depende, na prática, da atuação heroica e obstinada de alguns médicos – mesmo nos países que já legislaram a favor da autodeterminação.

Esses profissionais costumam afirmar que o que os move é a compaixão diante do sofrimento de outro ser humano. E o respeito pelo direito de cada indivíduo de determinar o que deseja para si. É isso que os leva a enfrentar a resistência do sistema médico-hospitalar, os preconceitos sociais e profissionais – sem falar no risco, que não pode ser totalmente descartado, de serem processados, perderem suas licenças e irem para a cadeia.

Na maioria dos países, incluindo o Brasil, a pessoa tem o direito de recusar um tratamento – e mesmo um atendimento de emergência. O indivíduo pode se negar a fazer hemodiálise, transfusão de sangue, quimioterapia. Pode pedir para não ser intubado, nem ressuscitado, e para que não lhe coloquem sondas nasogástricas nem o conectem a aparelhos de respiração artificial.

Todas essas decisões podem determinar sua morte no curtíssimo prazo. Algumas dessas recusas, no entanto, podem conduzir a mortes muito sofridas e lentas. Então, perguntam-se os médicos que apoiam a MVA, por que não permitir, para essas pessoas que tomaram a decisão de não ir adiante, que o caminho até o fim da vida seja breve e indolor? Estaríamos punindo aqueles que decidiram ir embora ao lhes oferecer apenas os piores métodos para a obtenção do seu intento?

Ao alongar a existência, contra a vontade do indivíduo, não o estamos obrigando a viver – estamos obrigando-o a *sofrer*. Quando oferecemos sedação a quem deseja seguir vivendo, estamos oferecendo conforto. Ao fazê-lo a quem deseja ir embora imediatamente, estamos prolongando uma aflição.

A missão primordial da medicina é combater o sofrimento humano. A morte, no limite, é inevitável – já o sofrimento é possível evitar.

Na frase lapidar do médico americano Edward Livingston Trudeau, pioneiro em saúde pública, cunhada ainda no século 19, e que define o compromisso fundamental dos médicos até hoje: "Curar às vezes, aliviar com frequência, e confortar sempre".

A questão é que nem sempre oferecer alívio e prolongar a vida são metas compatíveis. Há tormentos intratáveis; situações em que seguir vivendo implica padecimento atroz. Quem está nesse tipo de situação precisa ter o direito de escolher entre seguir e parar – e precisa poder contar com o amparo do seu médico, seja qual for sua decisão.

Para algumas pessoas, em algumas situações, o tormento está em viver. É quando a morte se torna uma opção aceitável – a alternativa menos ruim, a saída possível, a única coisa a fazer. Nessas circunstâncias, a "boa morte" se constitui em um ato moralmente "bom", e não "ruim".

Boa parte dos médicos trata a doença e não a pessoa. Conhece profundamente a moléstia, mas costuma levar pouco em consideração o que o paciente está pensando ou sentindo. No entanto, se seu objetivo é debelar o sofrimento humano, seu compromisso não pode ser apenas com os compêndios clínicos, mas sobretudo com o bem-estar – e a vontade, legítima e inalienável – da pessoa que está à sua frente.

A cura nem sempre será possível – mas sempre será possível oferecer uma saída digna a quem se vê encurralado numa situação incurável. Para o profissional de saúde, isso não significa derrota, mas solidariedade. Não significa abandono, mas, ao contrário, acolhimento.

Diante da impossibilidade de debelar uma doença, resta aos profissionais da área médica a grandeza de permitir à pessoa decidir sobre seu próprio destino. E apoiá-la em sua resolução, admitindo o auxílio que ela gostaria de receber, não necessariamente aquele que gostaríamos de prestar. (Reconhecer a autonomia dos indivíduos não implica uma diminuição do poder do médico, mas uma afirmação da sua humanidade.)

Ao lado disso, nenhum médico estará "desistindo" do paciente ao permitir que ele deixe de viver, se esse for o seu desejo – "desistir", nesse caso, seria lavar as mãos diante da escolha do indivíduo, negando-lhe os meios de partir de modo rápido e indolor, e abandonando-o à própria sorte justamente em seu momento de maior necessidade.

A medicina cresce, em vez de se tornar menor, quando aceita seus limites – não só técnicos e terapêuticos, mas também de alçada. Os profissionais de saúde não precisam ter superpoderes nem atuar como semideuses. É suficiente que ajam com empatia e solidariedade.

A questão central dos direitos de fim de vida, um apelo que vai ganhando voz no mundo inteiro, não é a morte em si, mas a garantia de qualidade de vida enquanto a vida existir – e o direito do indivíduo à autodeterminação. É fundamental que os médicos compreendam o papel essencial que têm a desempenhar nesse cenário, para que melhor possam ajudar as pessoas que os procurarão com cada vez mais frequência para conversar sobre esse tema.

A obstinação terapêutica não é a única saída – e em grande parte das vezes não será a melhor opção. O grande inimigo a ser combatido não é o fim da vida de uma pessoa, mas a manutenção ou a ampliação do sofrimento dessa pessoa. Negá-lo, em nome de manter o indivíduo respirando, significará, com uma frequência maior do que o aceitável, apenas transformar a morte num processo muito mais longo e doloroso do que deveria ser.

Muitos médicos que trabalham com MVA relatam a serenidade das pessoas diante da "boa morte". O sentimento de alívio e de paz de quem realiza o procedimento em casa, entre amigos e familiares. A pessoa desenganada só tem uma ansiedade: que dê tudo certo e que seu sofrimento termine logo.

O pesadelo, para quem está em agonia, é acordar e se perceber ainda preso a um corpo arrasado, em uma existência miserável. Na Nova Zelândia, para expressar sua gratidão, segundos antes de se injetar a dose letal, um homem disse ao seu médico, de modo quase eufórico: "Doutor, muito obrigado, você está salvando a minha vida".

Ao mesmo tempo, na própria Nova Zelândia, e da mesma forma na Austrália, o médico não pode mencionar a possibilidade da MVA na hora de listar as opções disponíveis a um portador de doença terminal ou de incapacitação irreversível. O médico pode acatar a decisão da pessoa de encerrar sua vida de modo pacífico – mas não pode aventá-la.

Tanto nos países que ainda proíbem a MVA quanto naqueles que já a admitem, as associações médicas estão entre os principais adversários do direito à morte com dignidade. Alguns dos maiores antagonistas dos médicos favoráveis à MVA são seus colegas. No Canadá, por exemplo, ainda há mais demanda pela *MAiD* do que médicos e enfermeiros dispostos a realizá-la.

Nos quatorze países que permitem o acesso dos seus cidadãos à "boa morte", diga-se, nenhum profissional de saúde é obrigado a agir contra seus princípios éticos, morais ou religiosos. A garantia de acesso à MVA a um indivíduo não implica a seu médico a obrigatoriedade da participação no procedimento. Os profissionais de saúde podem alegar razões de consciência e se retirar do processo, desde que encaminhem a pessoa a outro profissional competente.

Essa situação, no entanto, de pessoas em sofrimento, clamando por auxílio, e de médicos se recusando a prestar a ajuda pela qual elas imploram (e de médicos muitas vezes tentando impedir outros médicos de ajudá-las), levanta a questão: até que ponto um profissional de saúde tem o direito de virar as costas a um ser humano em agonia?

E o próprio Estado pode se abster de prestar auxílio a cidadãos em sofrimento? Uma nação pode obrigar seus habitantes ao suplício – seja pela inação do aparato público ou pelo impedimento, à força de lei, de que as pessoas se libertem da dor de modo seguro, sob supervisão médica?

Ao recusar o auxílio da "boa morte" a quem a deseja, ao negar o acesso a um fim digno a quem não quer mais existir, o que se está fazendo é relegar essas pessoas a uma morte horrível – não se está salvando a vida daquela pessoa (em geral, um paciente terminal); apenas se está impondo a ela um tipo de morte (em geral, pavorosa) que não é a que ela deseja para si.

"O sistema de saúde americano [está baseado na] recusa em permitir que as pessoas tenham uma morte digna e confortável, [no] dinheiro ganho com o sofrimento [e em] médicos incapazes de enfrentar seus limites", escreve Amy Bloom em *In Love* ("Apaixonada"), livro em que relata o processo de MVA de seu marido, Brian, portador de Alzheimer.

Um estudo realizado em 2014 pela Universidade de Stanford, nos Estados Unidos, revelou que 88,3% dos médicos americanos não escolheriam receber, no fim de suas vidas, os tratamentos invasivos, as longas hospitalizações e os procedimentos de prolongamento da vida que indicavam a seus pacientes terminais.

(Pesquisas indicam que 80% dos americanos desejam morrer em casa, na companhia da família, sem intervenções para a obtenção de uma sobrevida artificial e sem qualidade. Nos países da Europa, em geral, dois terços da população apoiam a autodeterminação.)

"Por que nós, médicos, aplicamos em nossos pacientes tratamentos agressivos que não escolheríamos para nós mesmos?", pergunta Vyjeyanthi Periyakoil, geriatra, especialista em cuidados paliativos, professora de medicina da Universidade de Stanford e coordenadora do estudo.

Ela diz que um dos grandes motivos é que o sistema de saúde "recompensa os médicos por agirem, e não por ouvirem seus pacientes. Nosso padrão é 'fazer' e não 'conversar'. Só que em qualquer doença grave há um ponto a partir do qual o impacto do tratamento se torna um problema maior do que a própria enfermidade. Isso precisa ser discutido".

Ou seja: a distanásia tem base em nossa inabilidade em lidar com a morte – em nossa dificuldade em admiti-la quando ela finalmente se apresenta de modo inevitável. Esse não é um problema exclusivo dos profissionais de saúde; trata-se de uma compreensão espalhada pela sociedade, mas que se reflete neles de modo especialmente pesado. As expectativas que nós colocamos sobre os médicos, e que eles introjetam, e o modo como isso se expressa na legislação e no código de medicina dos países, fazem com que o "tratamento fútil" seja sempre a primeira opção – e muitas vezes a única.

Os pesquisadores de Stanford finalizam o estudo afirmando que "existe, nos Estados Unidos, uma grande disparidade entre o que os pacientes desejam e os cuidados que eles de fato recebem".

No Brasil, onde não há estudo a respeito, é muito provável que o quadro não seja diferente.

A MVA e os cuidados paliativos

Entre os profissionais paliativistas, também há quem se coloque contrário à MVA. Os defensores da autodeterminação, no entanto, consideram que a MVA deveria ser uma das opções do cardápio de cuidados paliativos – um recurso a mais à disposição do indivíduo, caso ele venha a decidir que não vale a pena insistir numa sobrevida que requer sedação constante e que já não tem condições de acontecer fora de uma cama ou longe de um aparelho.

Ou seja: a MVA não estaria contraposta ao paliativismo, na medida em que ambas as práticas visam aliviar o sofrimento da pessoa, garantindo a ela um encerramento de vida sem dor. A MVA e os cuidados paliativos, portanto, conduziriam o indivíduo ao mesmo lugar. A diferença estaria apenas no *prazo* e no *método* da jornada – e na alçada dada à pessoa para que ela decida sobre o caminho que deseja trilhar.

Erika Preisig, médica que fundou a organização suíça Lifecircle, escreveu em seu livro *Dad, You Are Allowed to Die* ("Pai, você tem o direito de morrer"): "Tratei muitos pacientes de modo paliativo. Para mim, era a única forma de aliviar o sofrimento terrível de pessoas gravemente enfermas no final de suas vidas. Na minha opinião, menos de 50% dessas pessoas morreram de forma aceitável".

Erika prossegue: "Temos que mudar a nossa atitude em relação à morte – e em relação a permitir que alguém morra. Ir embora de forma voluntária e assistida *nunca* envolve sofrimento. Em contraste com as muitas partidas terríveis que testemunhei, mesmo de pacientes em cuidados paliativos. Quando a existência é vivida apenas como sofrimento e a medicina já não pode ajudar, quando a ideia de continuar vivo se torna mais insuportável do que a ideia de morrer, a pessoa precisa ter o direito de decidir se deseja seguir ou não".

Outro ponto digno de nota: asilos para idosos e clínicas geriátricas de longa permanência são lugares aonde muitas pessoas costumam ir para aguardar a morte. Trata-se da última morada – um movimento sem volta, uma situação definitiva.

O encaminhamento de pessoas no fim da vida a essas instituições, independentemente do tipo de existência que elas terão em seus últimos dias, é um procedimento socialmente aceito. Mesmo que o dia a dia do indivíduo tenha se tornado um pesadelo, e que sua permanência lá dentro aconteça contra sua vontade, ninguém considera que se está cometendo uma violência contra a liberdade ou o bem-estar daquela pessoa.

Já a recusa de alguém a se submeter a esse processo lento e doído de falecimento, e seu eventual desejo de antecipar sua partida em nome de garantir para si mesmo um fim mais digno, ainda causa escândalo em muita gente.

De modo geral, asilos e clínicas geriátricas não são discriminados pelo trabalho que realizam. Já instituições que oferecem o procedimento de MVA, como as organizações suíças, costumam enfrentar um bocado de preconceito – desde não conseguirem imóveis para alugar até a recusa de outras empresas e profissionais a se envolverem com suas atividades. (Muitos hotéis, por exemplo, se recusam a receber hóspedes quando sabem que eles viajaram à Suíça para realizar o procedimento.)

O custo social ainda é alto para instituições e profissionais que se envolvem com a MVA. Mesmo que produzam um número de mortes relativamente pequeno em relação a asilos, clínicas e hospitais, que ofereçam aos indivíduos um exercício mais sereno e confortável da finitude, e que em 100% das vezes estejam realizando exatamente o que aquela pessoa deseja para si.

Os médicos que apoiam a MVA apontam uma crueldade extra imposta às pessoas que decidem pelo procedimento: ter de usar o escasso tempo que lhes resta, suas raras janelas de alívio em meio ao sofrimento terminal, para superar barreiras burocráticas e legais que dificultam o acesso a seu direito de recusar aquele tormento – garantido por lei nas jurisdições em que vivem.

Na Nova Zelândia, um homem chegou a desistir do procedimento ao perceber que ele e a mulher teriam de investir os últimos dias de vida dele correndo atrás de documentos, comprovantes e autorizações. Eles queriam se dedicar um ao outro em seus últimos momentos juntos. Ele acabou tendo uma morte muito mais dolorosa do que poderia ter tido.

No Canadá, outro homem, internado numa clínica católica, numa pequena cidade do interior, passou a ser sabotado por parte da comunidade depois que confirmou sua opção pela *MAiD*. A farmácia da cidade se recusou a fornecer a substância letal prescrita pelo seu médico – que teve de obtê-la numa cidade vizinha. A clínica onde o homem estava internado se negou a permitir que ele morresse em suas instalações. Ele teve que ser retirado do seu quarto, e do prédio, por seu médico, sem ajuda de nenhum enfermeiro, e realizar o procedimento numa área externa, sem proteção térmica. Suas últimas palavras, depois de agradecer ao médico, foram: *Fuck them all!* ("Fodam-se todos eles!").

Afinal, sua vida pertence a quem?

Essa, no fim das contas, é a questão que está na base de todo o debate sobre autodeterminação. Você é livre para tomar qualquer tipo de decisão a seu próprio respeito – ou há escolhas acerca de si mesmo que você *não* tem o direito de fazer?

Cada um encontrará sua resposta. E como se trata de uma questão de foro íntimo, a resposta de um não poderá ser imposta ao outro. Os direitos de fim de vida, por constituírem uma resposta individual a uma questão privada, que não afeta nem diz respeito a mais ninguém, conduzem a um cenário em que cada um sabe de si. Em que cada um deve ter a prerrogativa de decidir sobre si mesmo. É isso que a lei, quando justa, deveria garantir.

A vida é um bem jurídico fundamental do indivíduo. Exatamente por isso – por se tratar de um direito e não de um dever –, trata-se de um ativo pessoal do qual se deveria poder abrir mão. Cabe apenas à pessoa, e a mais ninguém, a escolha entre ficar ou sair, entre continuar sendo ou deixar de ser.

Você não é propriedade de ninguém. Sua vida não pertence ao Estado. Os países nunca quiseram perder soldados, trabalhadores ou escravos. Ou, mais modernamente, eleitores que eternizam clãs no poder ou consumidores que giram a economia e pagam impostos. Problema dos países.

Sua vida não pertence à Igreja. As religiões nunca quiseram perder fiéis. Nem seu poder de controlar os hábitos, o pensamento e a vida de seus seguidores. (Não por acaso, o medo da morte sempre foi o grande trunfo para a atração e a manutenção dos dizimistas.) Pior para as organizações religiosas.

Sua vida também não pertence à medicina. As grandes companhias farmacêuticas, as empresas hospitalares e os profissionais de saúde nunca quiseram perder clientes. É preciso ter compradores para suas novas moléculas, suas novas máquinas, seus novos tratamentos. Azar da indústria da saúde.

Ao mesmo tempo, não há problema algum em entregar o controle da sua vida – incluindo aí como ela vai terminar – a uma nação, a um credo ou à medicina. Desde que esse seja o desejo genuíno do indivíduo, e não uma imposição externa. Desde que essa decisão, se você a tomar em sua vida, não seja imposta aos demais. (Ingerências dessa natureza são indevidas e ficam muito mais graves quando ganham força de lei, tornando ilegal a outro indivíduo divergir de você e exercitar a plenitude da sua vontade de outro modo.)

Eis o ponto: só você pode decidir sobre o que vai acontecer com você. A inviolabilidade da vida, o direito à manutenção da sua integridade e à continuidade da sua existência são salvaguardas individuais tão sagradas quanto o seu direito de abrir mão de tudo isso e colocar um ponto final em sua própria história.

"Para mim, a condição humana significa autodeterminação. Isso é o que me distingue de um animal. Quando não conseguimos mais determinar o que acontece conosco, e ficamos à mercê dos outros, deixamos de ser humanos", diz Erika Preisig, da Lifecircle.

Só você saberá elencar as razões pelas quais sua vida se tornou insustentável. Só você poderá determinar o momento a partir do qual sua existência se tornou um fardo impossível de carregar.

Numa palavra: a quem deseja viver, todos os recursos da ciência médica, para que essa seja a melhor experiência possível. A quem deseja morrer, idem.

6.
A autodeterminação no Brasil e no mundo

Nesse momento, 406 milhões de pessoas ao redor do planeta já têm seus direitos de fim de vida assegurados no lugar onde moram – um pouquinho menos de 0,5% da população mundial.

Como se vê, esse é um dos privilégios mais exclusivos que se pode ter – uma prerrogativa de bem-estar ainda muito concentrada, que precisa ser urgentemente democratizada.

A maioria das pessoas que luta pelos direitos de fim de vida se engaja ao movimento quando enfrenta situações-limite na própria família – a morte horrível de uma mãe, de um marido, de uma avó, de um filho. Ou o trauma do "suicídio irracional" de uma pessoa próxima.

O testemunho da morte tenebrosa de alguém querido costuma funcionar como um ponto de inflexão na opinião de legisladores, médicos, advogados, jornalistas – a fatalidade se transforma num argumento irretorquível a favor da "boa morte".

A questão que emerge daí é: precisamos que a tragédia aconteça a centímetros de nós para nos darmos conta de que morrer sem sofrimento é um direito humano fundamental que deve ser garantido a todos?

Será que somos incapazes de nos sensibilizar com a dor de pessoas que estão implorando nesse momento pelo direito de se livrar do martírio que as consome – só porque não as conhecemos pessoalmente?

Talvez você nunca tenha parado para pensar nisso. O que torna sua reflexão ainda mais necessária. A questão é urgente. Há muita gente, neste instante, sendo mantida em sofrimento inútil contra a própria vontade. E quem tem dor tem pressa.

A MVA e o Brasil

Qual a opinião dos brasileiros sobre a morte voluntária assistida? É muito difícil dizer. É provável que tenda a ser conservadora e grandemente influenciada pelo dogma religioso. Mas a verdade é que a sociedade brasileira ainda não debateu esse tema como deveria. Os termos, as nuances, os diferentes argumentos dessa discussão são desconhecidos pela maior parte da população. Não há opinião formada – e muito menos informada – sobre a MVA no país, de modo que as pessoas possam se posicionar.

Quantos médicos no Brasil são a favor da MVA autoadministrada? O que pensam da MVA administrada por terceiros? Quantos acreditam que o profissional de medicina tem a obrigação de ajudar a pessoa a deixar de sofrer – mesmo nos casos em que ela escolhe deixar de viver? Quantos se declarariam impedidos de auxiliar um ser humano numa situação assim? Não se sabe.

O que se sabe é que os brasileiros morrem mal. Em 2015, a revista inglesa *The Economist* publicou o *The Quality of Death Index* ("Índice de Qualidade de Morte"), que classificou 80 países a partir de fatores como assistência paliativa e preparo dos profissionais de saúde para lidar com o fim da vida. O Brasil ficou na 42ª posição. (Na primeira edição do Índice, publicada em 2010, com 40 países, o Brasil tinha ficado em antepenúltimo lugar – à frente apenas de Uganda e Índia.)

A regra fria da distanásia ("morte lenta, com grande sofrimento", segundo o dicionário Houaiss) parece ser ainda hegemônica no país. Em nome de esticar a vida, alongamos a morte – e com frequência a transformamos numa experiência excruciante. Nossos profissionais de saúde, diante da súplica de pacientes submetidos ao "sofrimento inútil", têm pouco ou nenhum espaço de ação sob a legislação vigente.

Umas poucas lufadas de ar têm penetrado esse recinto. Em 2006, o Conselho Federal de Medicina (CFM), órgão que regula a atividade médica no país, publicou a resolução 1.805, abrindo uma porta importante para o desenvolvimento da ortotanásia e do paliativismo por aqui:

>Art. 1º É permitido ao médico limitar ou suspender procedimentos e tratamentos que prolonguem a vida do doente em fase terminal, de enfermidade grave e incurável, respeitada a vontade da pessoa ou de seu representante legal.
>
>§ 1º O médico tem a obrigação de esclarecer ao doente ou a seu representante legal as modalidades terapêuticas adequadas para cada situação.
>
>[...]
>
>Art. 2º O doente continuará a receber todos os cuidados necessários para aliviar os sintomas que levam ao sofrimento, assegurada a assistência integral, o conforto físico, psíquico, social e espiritual, inclusive assegurando-lhe o direito da alta hospitalar.

O Ministério Público Federal (MPF) questionou essa resolução, alegando que a vida é um bem *indisponível* (outra vez, a vida tratada não como um direito, mas como um *dever* da pessoa) e afirmando, em conseguinte, que o CFM estava agindo de maneira inconstitucional.

A Procuradoria Geral da República (PGR) foi contrária ao parecer do MPF, alegando que a ortotanásia (o não prolongamento artificial do processo de morte) não poderia ser considerada homicídio. Em 2010 o MPF voltou atrás e reconheceu que, de fato, a resolução do CFM não violava a Constituição Federal.

Com isso, as pessoas portadoras de doenças graves e incuráveis puderam, em tese, começar a contar com seus médicos para limitar, a seu pedido, procedimentos invasivos ou suspender tratamentos que prolongassem inutilmente suas vidas – e seu sofrimento.

Tramita na Câmara dos Deputados, em Brasília, o Projeto de Lei 6.715, de 2009, de autoria do senador Gerson Camata (falecido em 2018), que altera o Código Penal e sacramenta na legislação brasileira a exclusão da ilicitude no que se refere à ortotanásia. No início de 2025, esse projeto, inspirado pela resolução 1.805 do CFM, estava parado numa gaveta – desde 2019.

Em dezembro de 2023, a Comissão de Constituição e Justiça e de Cidadania (CCJ) da Câmara dos Deputados aprovou o Projeto de Lei 2.460, de 2022, criando o Programa Nacional de Cuidados Paliativos. A autora do projeto, a deputada Luísa Canziani, afirmou que "só 7% dos brasileiros que precisam de cuidados paliativos têm acesso a esses serviços no país". Ela citou a "pesquisa internacional [que apurou que] o Brasil é o terceiro pior [lugar do mundo] para se morrer".

Em maio de 2024, o Ministério da Saúde começou a implementar a Política Nacional de Cuidados Paliativos no Sistema Único de Saúde (SUS), por meio da Portaria nº 3.681. Já havia diretrizes para o uso do paliativismo pelo SUS desde 2018, mas um levantamento da Academia Nacional de Cuidados Paliativos (ANCP) apontou que, dos mais de 5 mil hospitais brasileiros, públicos e privados, apenas 10% disponibilizavam esse atendimento a seus pacientes.

Em 2024, havia 177 equipes de paliativismo no país – e cerca de 625 mil pessoas em necessidade desses serviços. A Política Nacional de Cuidados Paliativos tem como meta inicial formar 1,3 mil equipes especializadas.

Em 31 de janeiro de 2025, foi inaugurado em Salvador o primeiro hospital público do país exclusivamente dedicado aos cuidados paliativos. A unidade contará com uma equipe de 435 colaboradores, incluindo 41 médicos paliativistas.

Outras instruções do CFM regulam a postura dos médicos brasileiros diante do direito à autodeterminação de seus pacientes. A resolução 1.195, de 2012, que "dispõe sobre as diretivas antecipadas de vontade dos pacientes", reconhece o direito da pessoa à recusa terapêutica e estabelece que as instruções do paciente valem mais do que uma possível opinião divergente da família. (A instrução também assegura que o médico não comete crime ao acolher a recusa do paciente aos tratamentos sugeridos – e que o profissional pode não continuar o atendimento caso tenha uma objeção de consciência em relação à decisão do paciente.)

> Art. 1º Definir diretivas antecipadas de vontade como o conjunto de desejos, prévia e expressamente manifestados pelo paciente, sobre cuidados e tratamentos que quer, ou não, receber no momento em que estiver incapacitado de expressar, livre e autonomamente, sua vontade.
>
> Art. 2º Nas decisões sobre cuidados e tratamentos de pacientes que se encontram incapazes de comunicar-se, ou de expressar de maneira livre e independente suas vontades, o médico levará em consideração suas diretivas antecipadas de vontade.
>
> § 1º Caso o paciente tenha designado um representante para tal fim, suas informações serão levadas em consideração pelo médico.

§ 2º O médico deixará de levar em consideração as diretivas antecipadas de vontade do paciente ou representante que, em sua análise, estiverem em desacordo com os preceitos ditados pelo Código de Ética Médica.

§ 3º As diretivas antecipadas do paciente prevalecerão sobre qualquer outro parecer não médico, inclusive sobre os desejos dos familiares.

A resolução 1.195, no entanto, como se vê, no parágrafo segundo do artigo segundo, condiciona a autonomia do paciente de decidir sobre si mesmo aos preceitos do Código de Ética Médica. (Além de subordinar, no parágrafo seguinte, qualquer parecer "não médico" às Diretivas Antecipadas de Vontade do paciente – o que deixa o parecer do seu médico de fora dessa regra.)

E o que diz o Código de Ética Médica brasileiro? A resolução 2.217, que o atualizou em 2018, reforça a autoridade do médico diante dos direitos de fim de vida do indivíduo. O Capítulo V, que versa sobre a "Relação [dos médicos] com pacientes e familiares", assevera que "é vedado ao médico":

> Art. 31 Desrespeitar o direito do paciente ou de seu representante legal de decidir livremente sobre a execução de práticas diagnósticas ou terapêuticas, salvo em caso de iminente risco de morte.
> [...]
> Art. 41 Abreviar a vida do paciente, ainda que a pedido deste ou de seu representante legal.
> Parágrafo único. Nos casos de doença incurável e terminal, deve o médico oferecer todos os cuidados paliativos disponíveis sem empreender ações diagnósticas ou terapêuticas inúteis ou obstinadas, levando sempre em consideração a vontade expressa do paciente ou, na sua impossibilidade, a de seu representante legal.

Ou seja, na prática, no Brasil, conforme regulamentado pelo CFM, as pessoas que sofrem de modo insuportável têm o direito de decidir o que quiserem a respeito de si mesmas e da sua condição – desde que concordem em continuar sofrendo de modo insuportável.

Em tempo: o Testamento Vital (instruções sobre os cuidados médicos que a pessoa deseja receber ou não, caso não seja capaz de expressá-las no futuro) e o Mandato Duradouro (o estabelecimento de um procurador para tomar decisões médicas pela pessoa, em caso de incapacidade de fazê-lo ela própria), dois documentos que compõem as Diretivas Antecipadas de Vontade, não estão amparados por legislação específica no Brasil – mas têm valor jurídico, uma vez registrados em cartório.

As resoluções do CFM, embora não tenham força de lei, balizam o exercício da medicina no país, em nível administrativo, e costumam ser seguidas à risca pelos médicos. Portanto, ao admitirem a ortotanásia e o paliativismo, em oposição ao caminho único da distanásia e da obstinação terapêutica, representam um avanço – de certo modo, um passo importante em direção à *desjudicialização* da morte, mesmo que isso ainda implique a sua medicalização. A próxima conquista, impossível de prever quando se tornará possível no Brasil, será *desmedicalizar* a morte – tornando-a um evento particular, da alçada do indivíduo, que não necessariamente precisa envolver autoridades médicas ou policiais.

Em 2019, uma Testemunha de Jeová, em Alagoas, se recusou a receber transfusão de sangue numa cirurgia, mesmo correndo risco de vida – e contra a orientação da equipe médica. O caso foi para o Supremo Tribunal Federal (STF) e o ministro Gilmar Mendes entendeu que aquela pessoa tinha o direito de fazê-lo, respeitando o princípio da autonomia do indivíduo, do livre-arbítrio e da liberdade religiosa.

O ministro citou a "inexistência do direito estatal de 'salvar a pessoa dela própria', quando sua escolha não implica violação de direitos sociais ou de terceiros". Como tratava de tema de repercussão geral – cuja decisão cria jurisprudência e passa a orientar todas as demais decisões sobre o tema no país –, o caso seguiu para debate e votação no Plenário do STF.

Em 25 de setembro de 2024, por unanimidade, os ministros do Supremo decidiram favoravelmente à tese do livre-arbítrio, estabelecendo que os cidadãos brasileiros têm o direito de recusar um tratamento, ou requerer procedimentos específicos, inclusive pleiteando seu custeio pelo Estado, baseados em suas crenças religiosas.

Gilmar Mendes, relator do caso, disse que "é permitido ao paciente, no gozo pleno da sua capacidade civil, recusar se submeter a tratamento de saúde por motivos religiosos. A recusa a tratamentos de saúde [...] é condicionada à decisão inequívoca, livre, informada e esclarecida do paciente, inclusive quando veiculada por meio de Diretivas Antecipadas de Vontade".

O ministro Roberto Barroso, relator de um segundo recurso sobre o caso, julgado concomitantemente, disse que "o direito de recusar o procedimento médico [tem] base na autonomia individual e na liberdade religiosa".

Esses são passos importantes na construção do direito à autodeterminação entre nós. Em especial, essas sentenças de setembro de 2024 estabelecem uma jurisdição importantíssima ao fortalecer a liberdade do indivíduo de fazer escolhas soberanas a respeito de si mesmo e da sua saúde, mesmo quando isso coloca sua vida em risco – com direito a uma menção muito bem-vinda às Diretivas Antecipadas de Vontade.

Ora, se os cidadãos brasileiros têm o direito de se autodeterminar, em decisões de vida e morte, a partir de convicções religiosas, por que não poderiam exercer esse mesmo direito a partir de outras convicções – como, por exemplo, o tipo de existência que consideram intolerável?

Apesar desses avanços, ainda é comum, no Brasil, que as decisões sobre um paciente terminal acabem sendo tomadas pelos familiares, em acordo com o médico, muitas vezes à revelia do desejo expresso pela pessoa. A falta de uma definição legal mais clara cria uma zona cinzenta que dificulta também o posicionamento de um profissional de saúde que eventualmente deseje salvaguardar as escolhas do paciente.

Por isso é tão relevante e urgente discutirmos os direitos de fim de vida no país. Para conhecermos as prerrogativas que já estão à nossa disposição – e aquelas que ainda precisamos conquistar. No que toca à "boa morte", infelizmente, a imensa maioria dos brasileiros vive em ignorância. Ou em negação – como se não falar sobre temas ligados ao fim da vida pudesse evitar que a vida chegasse ao fim.

Sobretudo, é preciso atualizar a legislação brasileira usada para regular o tema, que data de 1940. Não há tipificação de crime para uma pessoa que decide encerrar a própria vida – ou seja, não se pune a tentativa de suicídio no Brasil. Mas o artigo 122 do Código Penal define como crime "induzir ou instigar alguém a suicidar-se ou a praticar automutilação ou prestar-lhe auxílio material para que o faça".

Na prática, isso coloca em risco jurídico qualquer pessoa que continue próxima, se relacionando, interagindo com alguém que esteja decidido a ir embora. Qualquer apoio moral ou material considerado relevante, e até mesmo atos de conforto ou solidariedade oferecidos àquela pessoa, poderão ser interpretados como "indução", "instigação" ou "auxílio material" ao seu intento. Então é como se a única atitude segura do ponto de vista legal fosse se afastar daquele indivíduo, abandonando-o à própria sorte. Ou denunciá-lo imediatamente.

Isso remete a outra zona nebulosa no Código Penal. O artigo 135 descreve a "omissão de socorro" (ou "crime omissivo próprio"):

> Deixar de prestar assistência, quando possível fazê-lo sem risco pessoal, [...] ou não pedir [...] o socorro da autoridade pública.

Em adição, o artigo 13 descreve outra forma possível de omissão, a "omissão imprópria" (ou "crime comissivo por omissão") – que, em caso de morte, se transforma em "homicídio por omissão":

> A omissão é penalmente relevante quando o omitente devia e podia agir para evitar o resultado. O dever de agir incumbe a quem:
> a) tenha por lei obrigação de cuidado, proteção ou vigilância;
> b) de outra forma, assumiu a responsabilidade de impedir o resultado;
> c) com seu comportamento anterior, criou o risco da ocorrência do resultado.

A diferença entre ambas as situações é que, quando há a presença de um "garantidor" – pessoa que tem algum grau de responsabilidade sobre outra –, ele tem a obrigação não apenas de não se omitir, mas de *agir* para que o resultado não aconteça. Se não o fizer, seu delito não será de "omissão de socorro", mas, em caso de morte, de "homicídio por omissão".

Ou seja: em tese, seria possível criminalizar um profissional de saúde, um parente ou um cuidador, que esteja ocupando uma posição de "garantidor", simplesmente por não *impedir* que a pessoa encerre sua vida – mesmo agindo contra a vontade dela, e inclusive fazendo uso de força física para impedi-la, se necessário. A lei não coloca essa agressão à individualidade e à independência do indivíduo apenas como um recurso disponível ao "garantidor" – ela o estabelece como uma ação *mandatória* para ele.

O artigo 146 do Código Penal corrobora essa visão pé-na-porta. Ele criminaliza o ato de "constranger alguém, mediante violência ou grave ameaça" a agir contra sua vontade. Mas estabelece, para essa regra, as seguintes exceções:

> § 3º – Não se compreendem na disposição deste artigo:
> I – a intervenção médica ou cirúrgica, sem o consentimento do paciente ou de seu representante legal, se justificada por iminente perigo de vida;
> II – a coação exercida para impedir suicídio.

Como fica claro, nessa acepção opressiva da letra jurídica brasileira, um médico poderia, sim, intervir, inclusive cirurgicamente, sobre um paciente, passando por cima da vontade daquela pessoa, e até mesmo desrespeitando a inviolabilidade do seu corpo, sob a justificativa de lhe salvar a vida. Mais: em determinadas situações, o profissional de saúde estaria *obrigado* a fazê-lo, para não correr o risco de ser enquadrado nos crimes de "omissão de socorro" ou de "homicídio por omissão".

A Resolução 2.232 do CFM, de 2019, que "estabelece normas éticas para a recusa terapêutica por pacientes", dispõe, em seu artigo 11, sobre a liberdade – e a obrigação – do médico de intervir *contra* a vontade do paciente:

> Em situações de urgência e emergência que caracterizarem iminente perigo de morte, o médico deve adotar todas as medidas necessárias e reconhecidas para preservar a vida do paciente, independentemente da recusa terapêutica.

Ou seja, no Brasil, não adianta você deixar claro que não quer ser submetido, por exemplo, a um tratamento invasivo. Se sua vida estiver perto de acabar, você poderá ser invadido – em linha com o protocolo médico e sob o beneplácito da lei.

Neste cenário, que ignora completamente os direitos de fim de vida do indivíduo, seria lícito imaginar que devemos acorrentar na cama aqueles entre nós que expressem o desejo de ir embora – tão logo compartilhem sua angústia pela primeira vez. Especialmente se formos seus "garantidores" – ou responsáveis legais. Ou seja: quanto mais próximos estivermos dessas pessoas, quanto mais elas confiarem em nós e compartilharem conosco as suas dores, mais estaríamos premidos a revogar suas liberdades individuais e seus direitos civis – não só o de morrer, mas todos os outros também. E despossuí-los de sua autonomia para tomar as próprias decisões. E sedá-los, em casa ou na ala psiquiátrica de um hospital, subtraindo-os de sua consciência e de sua lucidez, se preciso. Ou seja: em nome de preservar aquela vida, teríamos o dever de acabar com ela. Mas do jeito que o Estado exige e permite – e não de acordo com a vontade da pessoa.

Os juristas chamam essa tentativa de limitar o direito da pessoa à autodeterminação, no intuito de protegê-la das suas próprias ações – como se não tivéssemos condições de tomar decisões autônomas acerca de nós mesmos – de "lógica salvacionista". E se referem a essa tutela do indivíduo, a essa ingerência das autoridades e dos poderes instituídos em nossas vidas privadas, como "paternalismo jurídico".

Esse exercício de poder da instituição sobre o indivíduo é antigo. Na Inglaterra, por muito tempo, quem tentava o suicídio e sobrevivia era punido com... a morte. O Estado podia dispor da vida da pessoa; a própria pessoa, não. O sujeito era morto porque tinha tentado se matar; era executado porque tinha ousado morrer de modo autônomo – e só se podia morrer com a autorização do Estado, como se os cidadãos fossem propriedade da nação.

Na maioria dos países, não por acaso, o caminho para a regulamentação da MVA tem sido a Justiça. Pessoas solicitam nos tribunais seu direito fundamental de decidir o próprio destino. Esses casos chegam à Suprema Corte e ganham as manchetes. A discussão toma corpo na sociedade. O tema mobiliza a opinião pública. Profissionais de saúde são sensibilizados e tomam partido. Especialistas em bioética e em direitos civis são ouvidos. Só depois disso, de modo geral, é que os legisladores se engajam e, finalmente, alteram – ou não – a lei.

No Brasil, é bem possível que, em algum momento, o caminho também venha a ser esse.

"Se ao menos nossos políticos tivessem a coragem dos nossos pacientes", escreveu em 2016 o jornalista de saúde canadense André Picard, no auge da visibilidade da batalha judicial que indivíduos empreendiam pelo seu direito de morrer com dignidade no país. Cinco meses depois a *MAiD* foi aprovada no Canadá.

Países como Noruega, Dinamarca, Japão e França, segundo seus ativistas, estão na "Idade da Pedra" no que se refere à garantia do direito à morte digna aos seus cidadãos. Nessa analogia, onde se situaria o Brasil?

Ainda não existe uma associação que organize essa causa no país. Não há uma comissão parlamentar que esteja analisando o tema em Brasília. Não há um grupo de juristas que esteja elaborando uma proposta de alteração na lei que garanta direitos de fim de vida aos cidadãos brasileiros. A discussão ainda está circunscrita a alguns profissionais do campo da bioética e do direito, e a artigos acadêmicos. Como consequência, não figuramos, hoje, no mapa do movimento mundial pelo direito à autodeterminação.

Essa discussão faz falta ao Brasil. E o Brasil faz falta a esse debate global.

A MVA ao redor do mundo

Apenas duas dezenas de países, em 2024, ainda consideravam que finalizar a própria existência é um ilícito. Ou seja: para nove em cada dez nações, incluindo o Brasil, suicídio não é crime. Logo, amparar o indivíduo, nos seus últimos dias de vida, e no momento de sua partida – estar com ele, cercá-lo de afeto, solidarizar-se com sua dor, oferecer-lhe conforto físico e emocional –, não deveria impor risco jurídico a ninguém. Afinal, não pode ser ilegal acompanhar um ato que não é ilegal. Infelizmente, como vimos, não é o que diz a lei no Brasil – e em grande parte dos países.

Os direitos de fim de vida são, antes que tudo, direitos humanos. Assim como a autodeterminação é uma prerrogativa básica de todo indivíduo. Ninguém pode ser obrigado a viver com dor – e nem a morrer sofrendo. Ponto.

No entanto, mesmo nos quatorze países que permitiam alguma forma de MVA em 2025 – Holanda, Bélgica, Luxemburgo, Alemanha, Áustria, Suíça, Espanha, Portugal, Estados Unidos (onze dos cinquenta estados), Canadá, Colômbia, Equador, Austrália (sete das oito jurisdições) e Nova Zelândia –, o tema ainda era objeto de muito debate e disputa política, legislativa e judicial.

Eis o ponto: as conquistas não nascem prontas. Não são obra do "destino manifesto" de uns povos sobre outros. Nenhuma liberdade individual está livre de ataques. As prerrogativas dos cidadãos só se efetivam, e só se mantêm vivas ao longo dos anos, se seus defensores se organizarem e brigarem por elas – porque sempre haverá reacionarismo e obscurantismo do outro lado.

Para ampliar e aprofundar a discussão sobre a "boa morte" no Brasil, vale entender como outras sociedades estão lidando com a questão. A partir dessas referências poderemos desenhar um modelo que funcione em nossa sociedade. A seguir, um breve panorama do que ocorre em alguns países, e das principais organizações engajadas na defesa da autodeterminação ao redor do mundo.

◢ World Federation Right to Die Societies (WFRtDS)

A WFRtDS, ou "Federação Mundial das Sociedades pelo Direito de Morrer", fundada em 1980, congrega sessenta organizações de trinta países que lutam pelo direito à morte com dignidade ao redor do mundo.

Oferece em seu site um bom painel para acompanhar os avanços do movimento pelo direito à morte digna em vários países.
↘ https://wfrtds.org
↘ peterwarren@wfrtds.org

■ Suíça

Permite a MVA autoadministrada e proíbe a MVA administrada por terceiros.

Não há uma legislação específica para a MVA. O código criminal suíço, aprovado em dezembro de 1937, e que entrou em vigor em janeiro de 1942, criminaliza a assistência ao suicídio por motivos "egoístas" (como o recebimento de uma herança, por exemplo) – o que significa que *não* criminaliza a assistência ao suicídio por motivos não egoístas, altruístas, humanitários, piedosos.

Esta é a brecha que tem sido utilizada por cidadãos em busca de morrer com dignidade no país. Em 1982 surgiram na Suíça as primeiras associações com o objetivo de garantir e organizar o acesso à MVA a seus membros. Pré-requisitos de ordem médica e legal foram estabelecidos para que os procedimentos pudessem ocorrer de acordo com as exigências das autoridades.

Como a MVA na Suíça é uma atividade privada – como de resto todos os serviços médico-hospitalares do país, que não possui um sistema público de saúde –, a boa nova em breve atravessou a fronteira e passou a atrair vizinhos próximos que não tinham direito à autodeterminação em seus países. Em seguida, gente de todo o mundo passou a se associar às organizações suíças, de modo a garantir acesso futuro à "boa morte". Assim a Suíça se tornou o primeiro país a oferecer o procedimento a estrangeiros e não residentes. Só outros dois países não têm a nacionalidade ou a residência como critério obrigatório para a realização da MVA – Bélgica e Luxemburgo.

É comum encontrar a expressão "turismo da morte" ou "turismo do suicídio" para mencionar, de modo pejorativo, a "opção suíça". Talvez fosse mais correto chamá-la de "turismo de direitos" – situação em que você precisa viajar (muitas vezes sem ter condições físicas ou financeiras de fazê-lo) para exercer no estrangeiro um direito que lhe é negado no lugar em que você mora.

Num período de 25 anos, entre 1998 e 2022, houve 14.213 MVAs na Suíça. Alemanha, Inglaterra, França, Itália, Estados Unidos e Japão são os países que mais têm enviado seus cidadãos – em sua maioria, pessoas idosas, debilitadas e em sofrimento – para exercerem na Suíça seu direito a uma morte rápida e indolor.

Algumas organizações suíças que promovem o direito à morte com dignidade:

◢ *Dignitas*

Fundada em 1998, em Zurique, pelo advogado Ludwig Minelli, ajuda pessoas independentemente da nacionalidade ou do local de domicílio.

Tem como principal critério o sofrimento do indivíduo. Não é necessário ter um diagnóstico de terminalidade. Acolhe portadores de doenças incuráveis e pessoas com quadro de incapacitação irreversível.

Entre 1998 e 2022, a Dignitas ajudou 3.666 pessoas a morrer com dignidade – 39,5% deles eram alemãs, 14,4% eram britânicas, 13,6% eram francesas e 6,1% eram suíças. Nesse período, a Dignitas recebeu três visitantes do Brasil.
↘ www.dignitas.ch
↘ dignitas@dignitas.ch

◢ *Lifecircle Association*

Fundada em 2011, na Basileia, pela médica de família Erika Preisig, como uma dissidência da Dignitas. Ajuda pessoas independentemente da nacionalidade ou do local de domicílio.

Tem como principal critério o sofrimento do indivíduo. Não é necessário ter um diagnóstico de terminalidade. Acolhe portadores de doenças incuráveis e pessoas com quadro de incapacitação irreversível.

Em novembro de 2022, a Lifecircle anunciou que não aceitaria mais novos associados.
↘ www.lifecircle.ch/en
↘ mail@lifecircle.ch

◢ *Pegasos Swiss Association*

Fundada em 2019, na Basileia, por Ruedi Habegger, irmão de Erika Preisig, como uma dissidência da Lifecircle. Ajuda pessoas independentemente da nacionalidade ou do local de domicílio.

Tem como principal critério o direito da pessoa à autodeterminação. Busca desmedicalizar a morte. Vê a morte voluntária assistida

como uma prerrogativa individual, que não necessita necessariamente da aprovação de um médico.
- https://pegasos-association.com
- contact@pegasos-association.com

◢ *EX International*

Fundada em 1996, em Berna. Ajuda pessoas independentemente da nacionalidade ou do local de domicílio.
- www.exinternational.ch/ube_runs.html
- info@exinternational.ch

◢ *Exit Deutsche Schweiz*

Fundada em 1982, em Zurique – em paralelo à sua coirmã francófona, Exit Suisse Romandie, em Genebra. Ajuda apenas cidadãos suíços ou pessoas com residência permanente na Suíça.

A Exit Deutsche Schweiz foi a primeira organização a promover uma MVA no mundo, em 1985.
- https://exit.ch
- info@exit.ch

◢ *Exit Suisse Romandie*

Fundada em 1982, em Genebra – em paralelo à sua coirmã germanófona, Exit Deutsche Schweiz, em Zurique. Ajuda pessoas domiciliadas na Suíça, independentemente da sua nacionalidade.
- www.exit-romandie.ch
- info@exit-romandie.ch

■ **Estados Unidos**

Permite a MVA autoadministrada em onze de seus cinquenta estados, que aprovaram a regulamentação favorável, cada um a seu tempo, entre 1997 e 2021. Proíbe a MVA administrada por terceiros.

Uma pesquisa do instituto Gallup, de 2018, apontou que 72% dos americanos são a favor da morte voluntária assistida.

Em março de 2022, o estado do Oregon, o primeiro a legalizar a MVA, deixou de exigir comprovante de residência dos candidatos ao procedimento. O mesmo aconteceu com o estado de Vermont, em maio de 2023. Essas decisões podem permitir que Oregon e Vermont venham a se tornar opções para pessoas de outros estados americanos, ou mesmo de outros países, em busca de acesso à morte humanizada.

Curiosamente, nos Estados Unidos, uma lei de 1997 (não por acaso, o ano em que o estado do Oregon aprovou sua legislação pioneira) proíbe o uso de recursos federais no financiamento de MVA. Nenhum cidadão pode custear sua "boa morte" pelo Medicare (seguro de saúde federal para pessoas com mais de 65 anos ou portadoras de algumas deficiências) ou Medicaid (seguro de saúde que os estados administram, com participação do governo federal, para pessoas de baixa renda). Da mesma forma, militares veteranos e outros servidores que vivem em instalações fornecidas pelo Estado não podem realizar o procedimento em suas casas – por serem propriedades federais. Na terra da liberdade individual, como fica claro, o governo federal está se imiscuindo na vida privada das pessoas que trabalham para ele e lhes solapando o direito à autodeterminação.

Algumas organizações que promovem o direito à morte com dignidade nos Estados Unidos:

◢ *Final Exit Network*

Organização sem fins lucrativos que advoga pelo direito de morrer de forma digna. Sediada em Tallahassee, na Flórida, foi fundada em 2004 por membros da pioneira Hemlock Society, fundada por Derek Humphry, que existiu entre 1980 e 2003.
↘ https://finalexitnetwork.org
↘ info@finalexitnetwork.org

◢ *Compassion and Choices*

Organização sem fins lucrativos sediada em Portland, no Oregon, trabalha pela causa da autonomia do indivíduo e pela garantia do direito da pessoa de escolher como e quando encerrar a própria vida. Defende o acesso à ajuda médica na morte.

Tanto quanto a Final Exit Network, é sucessora da Hemlock Society, e surgiu da sua fusão, em 2007, já com o nome de End-of-Life Choices, com a Compassion in Dying Federation.

- www.compassionandchoices.org
- mgarcia-barbon@compassionandchoices.org

Hemlock Society of San Diego

Fundada em 1987 por Faye Girsh, como uma subsidiária da Hemlock Society original, tem como slogan *Good Life, Good Death* ("Boa vida, boa morte").

- www.hemlocksocietysandiego.org
- hemlocksandiego@gmail.com

Death With Dignity

Fundada em 1994 em Portland, no Oregon, tem como missão "promover leis de morte digna com base no *Oregon Death with Dignity Act*, considerada uma legislação modelo, tanto para fornecer uma opção a indivíduos que estão morrendo quanto para estimular melhorias em todo o país no que se refere aos cuidados de fim de vida".

- https://deathwithdignity.org

The Completed Life Initiative

Fundada em 2019, em Nova York, existe para "promover a autodeterminação e a dignidade no final da vida".

Trabalha para que "os indivíduos possam definir, nos seus próprios termos, o que é uma 'vida completa'. E para que cada um, a partir dessa resposta, e de seus valores pessoais, tenha total controle sobre o que deseja para o seu final de vida".

- https://completedlife.org
- info@completedlife.org

- **Colômbia**

Permite a MVA administrada por terceiros desde 1997 e a MVA autoadministrada desde 2022. O direito à autodeterminação está sustentado por decisões da Suprema Corte. Ainda não há uma lei específica sobre o tema.

A Colômbia é o primeiro país da América Latina a legislar a favor do direito à morte digna. O juiz da Corte Constitucional do país, que abriu essa possibilidade por lá, em 1997, argumentou em sua sentença que "nada é mais cruel do que obrigar uma pessoa a sobreviver em meio a padecimentos oprobriosos, em nome de crenças alheias".

A Colômbia era, em 2024, um dos três países no mundo que permitiam a MVA para menores de idade.

Organização que promove o direito à morte com dignidade na Colômbia:

◢ *Fundación Pro-Derecho a Morir Dignamente (DMD)*

Fundada em agosto de 1979 "com o objetivo de divulgar o direito dos cidadãos de expressarem, por meio de um documento formal, sua vontade de morrer com dignidade quando uma doença ou acidente vier a impossibilitar o prosseguimento da sua vida com a qualidade desejada".
↘ www.dmd.org.co
↘ info@dmd.org.co

- **Holanda**

Permite a MVA, tanto na versão autoadministrada quanto na versão administrada por terceiros, desde 2002.

Junto com Luxemburgo, fica logo atrás da Bélgica como o país com a legislação de MVA mais liberal do mundo.

A Holanda era, em 2024, um dos três países do mundo que permitiam a MVA para menores de idade.

Organização que promove o direito à morte com dignidade na Holanda:

◢ *Nederlandse Vereniging Voor*
Vrijwillige Euthanasie (NVVE)

A NVVE, ou Dutch Association for Voluntary Euthanasia, ou ainda "Associação Holandesa pela Eutanásia Voluntária", fundada em 1973, é a mais importante organização a favor da autodeterminação e do direito à morte humanizada da Holanda.
↳ www.nvve.nl
↳ info@nvve.nl

■ Bélgica

Permite a MVA, tanto na versão autoadministrada quanto na versão administrada por terceiros, desde 2002.

Trata-se do país com a legislação de MVA mais liberal do mundo.

É um dos três países do mundo, junto com Suíça e Luxemburgo, que admite pessoas não residentes ou de outras nacionalidades.

E é um dos três países que permitiam, em 2024, o procedimento para menores de idade.

Organização que promove o direito à morte com dignidade na Bélgica:

◢ *Association pour le Droit de*
Mourir dans la Dignité (ADMD)

Fundada em 1981 com o objetivo de descriminalizar a MVA no país.
↳ www.admd.be
↳ info@admd.be

■ Luxemburgo

Permite a MVA, tanto na versão autoadministrada quanto na versão administrada por terceiros, desde 2002.

Junto com a Holanda, fica logo atrás da Bélgica como o país com a legislação de MVA mais liberal do mundo.

E é um dos três países do mundo, junto com Suíça e Bélgica, que admite pessoas não residentes ou de outras nacionalidades – desde que tenham um histórico de atendimento por um médico de Luxemburgo.

Organização que promove o direito à morte com dignidade em Luxemburgo:

◢ *Association pour le Droit de Mourir dans la Dignité Luxembourg (ADMD)*

Fundada em junho de 1988 com o objetivo de legalizar a MVA e garantir os direitos de fim de vida – e a livre-escolha – aos cidadãos de Luxemburgo.
↘ www.mwmw.lu
↘ info@mwmw.lu

■ Canadá

Permite a MVA, tanto na versão autoadministrada quanto na versão administrada por terceiros, desde 2016.

Curiosamente, a província de Québec, pioneira na aprovação de uma legislação pró-autodeterminação, aceita apenas a MVA administrada por terceiros – e proíbe a MVA autoadministrada.

O Canadá tem até março de 2027 para regulamentar a MVA para portadores de doença mental, bem como adaptar o sistema de saúde e treinar os profissionais para lidar com esses casos.

Organização que promove o direito à morte com dignidade no Canadá:

◢ *Dying With Dignity Canada (DWDC)*

Fundada em 1980, a DWDC é uma "instituição nacional de caridade e de direitos humanos comprometida em melhorar a qualidade do processo de morte, proteger os direitos relacionados ao fim de vida e ajudar as pessoas em todo o Canadá a evitar sofrimento indesejado".
↘ www.dyingwithdignity.ca
↘ info@dyingwithdignity.ca

■ Austrália

Permite a MVA, tanto na versão autoadministrada quanto na versão administrada por terceiros, em sete das suas oito jurisdições, que aprovaram a regulamentação favorável, cada uma a seu tempo, entre 2019 e 2024.

Organizações que promovem o direito à morte com dignidade na Austrália:

◢ Exit International

Fundada em 1997 pelo médico australiano Philip Nitschke, a Exit International concentra seus escritórios na Austrália e na Nova Zelândia (mas opera também nos Estados Unidos, Canadá e Reino Unido). Ajuda pessoas independentemente da nacionalidade ou do local de domicílio, em parceria com organizações suíças, em especial a Pegasos.

Tem como principal critério o direito da pessoa à autodeterminação. Busca desmedicalizar a morte. Vê a morte voluntária assistida como uma prerrogativa individual, que não necessita da aprovação de um médico.

↘ www.exitinternational.net
↘ contact@exitinternational.net

◢ Go Gentle Australia

Fundada em 2016, é uma instituição de caridade que trabalha a nível nacional para promover os direitos de fim vida no país, incluindo a MVA.

↘ www.gogentleaustralia.org.au
↘ contact@gogentleaustralia.org.au

■ Alemanha

Permite a MVA autoadministrada desde 2020. Proíbe a MVA administrada por terceiros. Opera a partir de uma decisão da Corte Constitucional do país. Ainda não tem legislação específica sobre o tema.

Considera que a MVA é um direito do indivíduo, mas proíbe que a prática se transforme num negócio ou numa profissão.

Organizações que promovem o direito à morte com dignidade na Alemanha:

◢ The German Society for Dying with Dignity (DGHS)

Fundada em 1980, a DGHS se dedica à proteção dos direitos civis e humanos dos pacientes. Defende a autodeterminação e está empenhada em garantir a dignidade humana, evitando o sofrimento insuportável e sem sentido.
↘ http://www.dghs.de
↘ info@dghs.de

◢ Verein Sterbehilfe

A Euthanasia Association é um clube fundado em 2009 cujos membros buscam garantir para si o direito de morrer sem sofrimento, exercendo a prerrogativa individual da autodeterminação.
↘ www.sterbehilfe.de/ueber-uns
↘ info@sterbehilfe.de

■ Espanha

Permite a MVA, tanto na versão autoadministrada quanto na versão administrada por terceiros, desde 2021.

Organização que promove o direito à morte com dignidade na Espanha:

◢ Asociación Derecho a Morir Dignamente (DMD)

A DMD, fundada em 1984, é a organização de referência na Espanha na luta pela descriminalização da morte voluntária assistida e da autodeterminação do indivíduo.

Sua missão é promover o direito de cada pessoa de dispor livremente do seu corpo e da sua vida, e de escolher livre e legalmente o momento

e os meios para finalizar sua existência; e defender, em especial, o direito dos doentes terminais e irreversíveis de morrer sem sofrimento, se esta for a sua vontade expressa.
↘ https://derechoamorir.org
↘ informacion@derechoamorir.org

- **Nova Zelândia**

Permite a MVA, tanto na versão autoadministrada quanto na versão administrada por terceiros, desde 2021.

Organização que promove o direito à morte com dignidade na Nova Zelândia:

◢ *End of Life Choice Society of New Zealand (EOLC)*

↘ https://eolc.org.nz
↘ info@eolc.org.nz

- **Áustria**

Permite a MVA autoadministrada desde 2022. Proíbe a MVA administrada por terceiros.

Organização que promove o direito à morte com dignidade na Áustria:

◢ *Österreichische Gesellschaft für ein Humanes Lebensende (ÖGHL)*

Fundada em 2019, tem como objetivos disseminar a cultura da morte humanizada e promover o direito à autodeterminação no fim da vida.
↘ www.oeghl.at
↘ office@oeghl.at

- **Portugal**

Permite a MVA, tanto na versão autoadministrada quanto na versão administrada por terceiros, desde 2023.

Organização que promove o direito à morte com dignidade em Portugal:

◢ Direito a Morrer com Dignidade

Fundado em 2015, se apresenta como um movimento cívico de "cidadãs e cidadãos de Portugal, unidos na luta pelo direito à liberdade. Defende a despenalização e regulamentação da morte voluntária assistida como uma expressão concreta dos direitos individuais à autonomia, à liberdade religiosa e à liberdade de convicção e consciência, direitos inscritos na Constituição".
↘ movcivic.ma@gmail.com
↘ morrercomdignidade@gmail.com

■ Equador

A empresária Paola Roldán tinha 41 anos, em 2022, quando foi diagnosticada com esclerose lateral amiotrófica (ELA). Em agosto de 2023, ela moveu uma ação junto à Suprema Corte equatoriana reivindicando seu direito de morrer de modo humanizado.

Paola argumentou que a morte com dignidade é um direito "daqueles que sofrem doenças graves ou incuráveis". Ela afirmou que essas pessoas deveriam ter permissão para "livre e voluntariamente finalizarem suas vidas", de modo a evitarem "dor ou sofrimento físico ou emocional intenso".

Em 7 de fevereiro de 2024, a Suprema Corte do Equador legislou favoravelmente ao pedido de Paola – e descriminalizou a morte voluntária assistida no país, estabelecendo um prazo de 12 meses para que os legisladores e autoridades de saúde definissem as regras que vão ordenar a implementação da lei.

Em um trecho da decisão, lê-se que "o Tribunal considera que a questão levantada se relaciona ao direito a uma vida com dignidade e à livre determinação do indivíduo. Portanto, após exame, conclui que a vida admite exceções à sua inviolabilidade quando busca proteger outros direitos da pessoa".

Paola morreu em 11 de março de 2024, dias antes de completar 43 anos. Ela havia agradecido à Suprema Corte, no mês anterior, por "apostar na solidariedade, na autonomia, na liberdade e na dignidade". Falando com dificuldade aos repórteres, ela declarou que seu maior desejo era "deixar para [seu] filho um mundo mais solidário, compassivo, amoroso e colaborativo. Sinto que essa é a melhor maneira de protegê-lo, e continuarei lutando por isso até meu último suspiro".

Recentemente, Itália, Peru, Cuba e Reino Unido experimentaram avanços em direção ao reconhecimento dos direitos de fim de vida de seus cidadãos.

■ Itália

Em 16 de junho de 2022, após mais de uma década de batalha médica, administrativa e judicial, Federico Carboni, 44 anos, tornou-se o primeiro italiano a receber permissão legal, da Suprema Corte do país, para morrer num procedimento de morte voluntária assistida. Federico estava preso a uma cama e a aparelhos de suporte à vida havia doze anos, desde que ficara tetraplégico num acidente de trânsito. Ele morreu em casa, autoadministrando uma substância letal com a ajuda de um mecanismo desenvolvido especialmente para isso.

"Fiz tudo o que pude para viver da melhor maneira. E para me recuperar do infortúnio que me aconteceu. Mas cheguei ao fim, tanto mental quanto fisicamente, do que me era possível fazer", declarou Federico.

Ele fora beneficiado pela resolução da Suprema Corte, em setembro de 2019, no caso de Marco Cappato, membro do Partido Radical italiano e ativista dos direitos de fim de vida. Marco estava sendo processado em Milão por ter conduzido Fabiano Antoniani – também conhecido como DJ Fabo – até a Suíça, em 2017, para que ele pudesse realizar sua MVA. DJ Fabo, aos 40 anos, estava tetraplégico e cego, em consequência de um acidente de carro sofrido três anos antes.

A lei italiana prevê punição de até doze anos a quem "instigar ou auxiliar" alguém a tirar a própria vida. A histórica sentença da Suprema Corte, no entanto, afirma que "não é punível", sob "certas condições", quem "facilite a execução da intenção de morrer, autônoma e livremente formada, de paciente mantido vivo artificialmente, e afetado por patologia irreversível, que esteja enfrentando sofrimento físico e psicológico que considere intoleráveis, desde que esteja plenamente capaz de tomar decisões livres e conscientes".

Em novembro de 2023, Anna, pseudônimo de uma italiana de 55 anos que sofria de esclerose múltipla secundária progressiva, tornou-se a primeira pessoa a ter sua MVA apoiada pelo Sistema Nacional de Saúde italiano. Desde o que se convencionou chamar de "regra Cappato", ou de "regra DJ Fabo", Anna foi a terceira pessoa a ter acesso legal à morte digna na Itália – e a primeira a ter a droga letal e os demais cuidados médicos fundeados pelo Estado. Federico, pouco mais de um ano antes, teve de angariar 5 mil euros para cobrir os custos da sua MVA.

A morte voluntária assistida, tanto autoadministrada quanto administrada por terceiros, continua ilegal na Itália. A decisão da Suprema Corte de descriminalizar o procedimento, "sob certas condições", no entanto, pressiona o legislativo italiano a rediscutir o tema. E abre uma lacuna de esperança, via ação na Justiça, para quem busca obter seu direito de morrer com dignidade, enquanto uma legislação específica não é aprovada.

Organizações que promovem o direito à morte com dignidade na Itália:

◢ Associazione Luca Coscioni

Organização em que atua Marco Cappato, tem como prioridade "a afirmação das liberdades civis e dos direitos humanos. Vemos as escolhas de fim de vida como decisões importantes e pessoais, que devem ser realizadas pelo indivíduo de forma autônoma e com máxima liberdade".
↘ https://www.associazionelucacoscioni.it
↘ info@associazionelucacoscioni.it

◢ Associazione Libera Uscita

"Lutamos pelo pleno respeito da vontade e da dignidade da pessoa em suas escolhas de fim de vida. Acreditamos que o respeito pela pessoa exige que as decisões relativas à fase terminal da vida sejam confiadas à sua consciência individual, sem que seja permitido à sociedade qualquer outro papel que não o de garantir o exercício dessa liberdade de cada indivíduo poder decidir sobre si mesmo."

↘ https://associazioneliberauscita.it
↘ segretario@associazioneliberauscita.it

■ Peru

A psicóloga Ana Estrada conviveu três décadas com a polimiosite, doença degenerativa, rara e incurável que ocasiona inflamação e fraqueza musculares progressivas.

Em 2016, ela recorreu à Suprema Corte peruana para obter o direito de morrer de modo digno. Em 2022, a Suprema Corte, em decisão inédita, legislou favoravelmente ao pedido de Ana, que desde 2020 já estava presa a uma cama, respirando com a ajuda de um ventilador.

Tanto a MVA autoadministrada quanto a administrada por terceiros continuam proibidas no Peru. A vitória legal de Ana garantiu que o médico que a auxiliou a morrer de modo pacífico não sofresse as punições previstas em lei nesse tipo de situação. O procedimento foi realizado na casa de Ana, em 21 de abril de 2024. Ela tinha 47 anos.

Em entrevista após sua vitória no tribunal, Ana disse que esperava que seu caso estabelecesse um precedente legal para o direito à MVA no Peru. "Chegará o momento em que não poderei mais escrever ou me expressar. Meu corpo falha, mas minha mente e espírito estão felizes. Quero que os últimos momentos da minha vida sejam assim."

■ Cuba

Em 24 de dezembro de 2023, o parlamento cubano aprovou o anteprojeto da nova Lei de Saúde Pública do país, que em seu artigo 159.1 reconhece "o direito das pessoas ao acesso a uma morte digna, por meio do exercício de determinações de fim de vida, que podem incluir a limitação do esforço terapêutico, a inclusão de cuidados contínuos ou paliativos e o acesso a procedimentos válidos que acabam com a vida".

O anteprojeto estabelece que o exercício das determinações de fim de vida será destinado a "pessoas portadoras de doenças crônico-degenerativas e irreversíveis, com sofrimento intratável, que se encontrem em fase de vida agonizante ou terminal ou que tenham sofrido lesões que as coloquem nessa condição".

▪ Reino Unido

Em 29 de novembro de 2024, o parlamento britânico votou pela legalização da morte voluntária assistida na Inglaterra e no País de Gales. A decisão é histórica – a primeira tentativa de permitir a um indivíduo, sob determinadas condições, solicitar ajuda médica para morrer, no Reino Unido, data da década de 1930.

Há uma série de instâncias parlamentares a serem vencidas até que o *Terminally Ill Adults (End of Life) Bill*, ou "Projeto de Lei dos Adultos com Doenças Terminais (Fim da Vida)", seja finalmente aprovado e regulamentado.

A proposta estabelece os seguintes pré-requisitos para a realização da MVA: a pessoa deve ter mais de 18 anos, morar na Inglaterra ou no País de Gales, e frequentar um médico de família há pelo menos 12 meses; deve ser doente terminal com expectativa de vida de seis meses; deve ter plena capacidade mental e expressar sua escolha de modo claro, como um desejo bem estabelecido, bem informado e livre de qualquer pressão.

Isto assegurado, a pessoa precisará assinar, com testemunhas, duas declarações separadas sobre seu desejo de morrer. Também precisará que dois médicos independentes assegurem que ela é de fato elegível para pleitear a própria morte – com intervalo de sete dias entre uma avaliação e outra.

Só então um juiz julgará o pedido. Se aprovado, a pessoa deverá esperar mais 14 dias, tempo para que reflita sobre a própria decisão.

Vencido esse périplo, um médico preparará a substância letal (o projeto não define que medicamento será utilizado), que deverá ser administrada pelo próprio indivíduo.

Aprovada nesses termos, essa lei tornaria o Reino Unido a décima quinta jurisdição a permitir a morte voluntária assistida aos seus cidadãos – e a mais restritiva delas.

"Não estamos falando sobre uma escolha entre a vida e a morte", disse Kim Leadbeater, autora do projeto de lei. "Estamos falando sobre dar às pessoas que estão morrendo o direito de escolher como vão morrer."

Estima-se que pelo menos 50 cidadãos britânicos viajem todo ano para exercer na Suíça seu direito à autodeterminação.

Em julho de 2023, uma pesquisa do instituto Ipsos revelou que 65% dos britânicos eram favoráveis à morte voluntária assistida. Em 2017, 55% dos médicos britânicos se declararam favoráveis à legalização da MVA.

Organizações que promovem o direito à morte com dignidade no Reino Unido:

◢ *Dignity in Dying*

Acredita que "todos têm direito a uma boa morte. Incluindo a opção de morte voluntária assistida a adultos mentalmente competentes que sejam portadores de doença terminal" e faz campanha por mudanças na lei do Reino Unido.
↘ https://www.dignityindying.org.uk
↘ info@dignityindying.org.uk

◢ *My Death, My Decision*

Grupo de ativistas que promove campanhas para que a lei na Inglaterra e no País de Gales permita que pessoas com doenças terminais ou que sofrem de forma intolerável possam optar por uma morte voluntária assistida legal, segura e compassiva.
↘ https://www.mydeath-mydecision.org.uk
↘ mail@mydeath-mydecision.org.uk

◢ *Assisted Dying Coalition*

Coalizão de organizações do Reino Unido que trabalham a favor do reconhecimento legal do direito de morrer para doentes terminais ou indivíduos que enfrentam sofrimento incurável.
↘ https://assisteddying.org.uk
↘ chair@assisteddying.org.uk
↘ secretariat@assisteddying.org.uk

Quadro-resumo da legislação nos quatorze países que legalizaram a MVA

				MVA autoadministrada	MVA administrada por terceiros	Exigência de terminalidade	Exigência de maioridade	Acolhimento de não residentes	MVA para portadores de doença mental	Diretrizes Antecipadas de Vontade com poder para autorizar a MVA	
1	HOLANDA	Termination of Life on Request and Assisted Suicide Act	Abril 2002	Sim	Sim	Não	Não*	Não	Sim	Sim	* Entre 12 e 16 anos, o menor precisa da aprovação dos pais. Entre 16 e 18 anos, precisa do envolvimento dos pais, mas não da sua aprovação.
2	BÉLGICA	Act on Euthanasia	Maio 2002	Sim	Sim	Não	Não*	Sim	Sim	Sim	* Desde fevereiro 2014, não há limite de idade. O menor precisa compreender o pedido e ter a aprovação dos pais. Para MVA em menores, é requerida terminalidade e/ou sofrimento físico insuportável (sofrimento mental não é determinante).
3	LUXEMBURGO	Euthanasia and assisted suicide Act	Fevereiro 2008	Sim	Sim	Não	Sim	Sim*	Sim	Sim	* Desde que tenha um histórico de atendimento por um médico de Luxemburgo.
4	ALEMANHA	Corte constitucional descriminalizou a MVA em 2020. Ainda não há uma lei específica.	Fevereiro 2020	Sim*	Não	Não	Sim	Não	Não	Não	
5	ÁUSTRIA	Federal Act on the Establishment of Death Directives	Janeiro 2022	Sim	Não	Não	Sim	Não	Não	Não	
6	SUÍÇA	Código criminal descriminalizou a MVA. Não há legislação específica.	Janeiro 1942	Sim	Não	Não	Sim	Sim	Sim	Não	* Permite a MVA, mas proíbe que a prática se transforme num negócio ou numa profissão.
7	ESPANHA	Ley Orgánica 3/2021	Junho 2021	Sim	Sim	Não	Sim	Não	Sim*	Sim	
8	PORTUGAL	Lei 22/2023	Maio 2023	Sim	Sim	Não	Sim	Não	Não	Não	

Quadro-resumo da legislação nos quatorze países que legalizaram a MVA

			MVA autoadministrada	MVA administrada por terceiros	Exigência de terminalidade	Exigência de maioridade	Acolhimento de não residentes	MVA para portadores de doença mental	Diretrizes Antecipadas de Vontade com poder para autorizar a MVA	
	EUA (Oregon)	Death with Dignity Act	Outubro 1997	Sim	Não	Sim	Sim	Sim*	Não	Não	*Desde março de 2022.
	EUA (Vermont)	Patient Choice and Control at the End of Life Act	Maio 2013					Sim*			*Desde maio de 2023.
	EUA (Washington)	Death with Dignity Act	Março 2009					Não			
	EUA (Montana)	Decisão da Corte. Ainda não há uma lei específica.	Dezembro 2009								
	EUA (Califórnia)	End of Life Option Act	Junho 2016								
	EUA (Colorado)	End of Life Option Act	Dezembro 2016								
	EUA (Distrito de Columbia)	Death With Dignity Act	Fevereiro 2017								
	EUA (Hawaii)	Our Care, Our Choice Act	Janeiro 2019								
	EUA (Maine)	Death with Dignity Act	Setembro 2019								
9	EUA (Novo México)	End of Life Options Act	Junho 2021								
	EUA (Nova Jersey)	Ain in Dying for the Terminally Ill Act	Abril 2019								
	CANADÁ	Medical Assistance in Dying Law	Junho 2016	Sim	Sim	Não	Sim	Não	Sim*	Não	* A partir de março 2027.
10	CANADÁ (Québec)	Act Respecting End-Of-Life Care	Dezembro 2015	Não						Sim **	** Desde outubro de 2024.
11	EQUADOR	Decisão da Suprema Corte a favor da MVA. Ainda não há uma lei específica.	Fevereiro 2024	NI	NI	NI	NI	NI	NI	NI	* Os legisladores e autoridades de saúde têm o prazo de um ano para regulamentar a MVA no país.

Quadro-resumo da legislação nos quatorze países que legalizaram a MVA

			MVA autoadministrada	MVA administrada por terceiros	Exigência de terminalidade	Exigência de maioridade	Acolhimento de não residentes	MVA para portadores de doença mental	Diretrizes Antecipadas de Vontade com poder para autorizar a MVA	
12	COLÔMBIA	Decisão da Suprema Corte a favor da MVA. Ainda não há uma lei específica.	Maio 1997	Sim	Não	Não*	Não	Não	Sim	* Desde maio de 2018, o menor entre 6 e 14 anos pode ter acesso à MVA administrada por terceiros com a aprovação dos pais. Entre 14 e 17 anos, os pais devem ser informados da decisão, mas sua discordância não impede a realização do procedimento.
13	AUSTRÁLIA (Victoria)	Voluntary Assisted Dying Act	Junho 2019	Sim	Sim	Sim	Não	Não	Não	* Apenas doença mental não qualifica para MVA, é preciso apresentar todos os outros pré-requisitos.
	AUSTRÁLIA (Queensland)	Voluntary Assisted Dying Act	Setembro 2021							
	AUSTRÁLIA (Western Australia)	Voluntary Assisted Dying Act	Julho 2021							
	AUSTRÁLIA (South Australia)	Voluntary Assisted Dying Act	Janeiro 2023							
	AUSTRÁLIA (New South Wales)	Voluntary Assisted Dying Act	Novembro 2023							
	AUSTRÁLIA (Australian Capital Territory)	Voluntary Assisted Dying Act	Novembro 2025							
	AUSTRÁLIA (Tasmânia)	End of Life Choices (Voluntary Assisted Dying) Act	Abril 2021							
14	NOVA ZELÂNDIA	End of Life Choice Act	Novembro 2021	Sim	Sim	Sim	Sim	Não	Sim*	Não	* Apenas doença mental não qualifica para MVA, é preciso apresentar todos os outros pré-requisitos.

Compilação do autor em outubro de 2024.
Sem juízo de valor, sem sugerir se estão certas ou erradas, em tom mais claro estão as disposições mais liberais, e em tom mais escuro as mais conservadoras.
Algumas regras têm especificidades e sutilezas que não podem ser expressas num quadro-resumo.

7.
Referências

Algumas publicações de interesse

Arantes, Ana Claudia Quintana. *A morte é um dia que vale a pena viver: E um excelente motivo para se buscar um novo olhar para a vida*. Rio de Janeiro: Sextante, 2019.

Araújo, Cynthia. *A vida afinal: Conversas difíceis demais para se ter em voz alta*. São Paulo: Paraquedas, 2023.

Bernardet, Jean-Claude. *O corpo crítico*. São Paulo: Companhia das Letras, 2021.

Bloom, Amy. *In Love: A Memoir of Love and Loss*. Nova York: Random House, 2022.

Brandalise, Vitor Hugo. *O último abraço: Uma história real sobre eutanásia no Brasil*. Rio de Janeiro: Record, 2017.

Humphry, Derek. *Jean's Way: A Love Story e Final Exit: The Practicalities of Self-Deliverance and Assisted Suicide for the Dying*. Disponível em: <http://www.finalexit.org/ergo-store>.

Marmoreo, Jean; Schneller, Johanna. *The Last Doctor: Lessons in Living from the Front Lines of Medical Assistance in Dying*. Nova York: Viking, 2022.

Millan, Betty *A mãe eterna: morrer é um direito*. Rio de Janeiro: Record, 2016.

Millan, Betty. *Heresia: tudo menos ser amortal*. Rio de Janeiro: Record, 2022.

Nitschke, Philip; Stewart, Fiona. *The Peaceful Pill Handbook*. Disponível em: <https://www.peacefulpillhandbook.com>.

Preisig, Erika. *Dad, You Are Allowed to Die: A Physician's Plea for Voluntary Assisted Death*. Disponível em: <https://www.lifecircle.ch/en/information-material/order-book>.

Rehm, Diane. *When My Time Comes: Conversations About Whether Those Who Are Dying Should Have the Right to Determine When Life Should End.* Nova York: Alfred A. Knopf, 2021.

Sampedro, Ramón. *Cartas do inferno.* São Paulo: Planeta, 2005.

Valentich, Mary; Macauley, Austin. *Fighting for Hanne.* Canada: Austin Macauley Publishers, 2021.

Organizações e plataformas de conteúdo de interesse no Brasil

Luciana Dadalto

↘ https://www.testamentovital.com.br

Luciana Dadalto é advogada, doutora em Ciências da Saúde, mestre em Direito Privado e atua na área de Direito Médico. Como pesquisadora, se especializou em temas ligados à autonomia no fim da vida. Luciana administra o portal *Testamento Vital*, uma das melhores fontes de informação disponíveis hoje no Brasil sobre temas ligados à autodeterminação e à morte com dignidade, tanto do ponto de vista do Direito quanto da Bioética.

Ana Claudia Quintana Arantes

↘ https://www.acqa.com.br

Ana Claudia Quintana Arantes é médica geriatra e gerontóloga, pós-graduada em Psicologia, com foco em luto, especializada em Cuidados Paliativos. Fundadora da *Casa do Cuidar* (https://www.casadocuidar.org.br) e da *A Casa Humana* (https://www.acasahumana.com.br), espaços ligados ao paliativismo, Ana Claudia se dedica a ajudar as pessoas a lidar com os temas do envelhecimento e da morte.

Débora Diniz

↘ https://www.instagram.com/debora_d_diniz

Debora Diniz, doutora em Antropologia, professora universitária, ativista dos direitos humanos, é fundadora da Anis – Instituto de Bioética (https://www.facebook.com/AnisBioetica), organização não governamental feminista, e consultora das Nações Unidas e da Organização Mundial da Saúde para questões de gênero e saúde. Dirigiu o documentário *Solitário Anônimo* (disponível em: https://www.youtube.com/watch?v=uTZEDtx8noU), que expõe os limites da autonomia do indivíduo para decidir seu próprio destino a partir do caso de um homem que deseja morrer.

Comunidade Compassiva
↘ https://www.instagram.com/comunidade_compassiva

Liderado pelo enfermeiro Alexandre Silva, a *Comunidade Compassiva* é um grupo multidisciplinar de profissionais que começou a distribuir cuidados paliativos nas favelas cariocas da Rocinha e do Vidigal – e sonha ampliar essa assistência para todo o Brasil.

Morte sem tabu
↘ https://www1.folha.uol.com.br/blogs/morte-sem-tabu

Blog publicado no site do jornal *Folha de S. Paulo* e no portal *UOL* pela roteirista Camila Appel, a jornalista Jéssica Moreira e a advogada Cynthia Araújo, *Morte sem tabu* se propõe a falar abertamente sobre a morte, sob vários ângulos.

Finitude
↘ https://www.instagram.com/finitudepodcast

Entre abril de 2019 e julho de 2023, os jornalistas Renan Sukevicius e Juliana Dantas produziram o podcast *Finitude*, que aborda temas relacionados ao fim da vida.

Boa Morte
↘ www.boamorte.org

Espaço digital, criado pelo autor deste livro, dedicado a discutir o tema da MVA e do direito à autodeterminação no Brasil e no mundo.

Movimento Mãetricia
↘ https://www.instagram.com/movimentomaetricia

Andreas Kisser, guitarrista da banda Sepultura, com a morte de sua mulher, Patrícia Perissinotto Kisser, em 2022, decidiu organizar, com a ajuda de amigos, o *Movimento Mãetricia*, que busca contribuir para a discussão a respeito do direito à morte digna no país.

Infinito.etc

↘ https://www.instagram.com/infinito.etc

Fundado pelo publicitário Tom Almeida, o movimento *Infinito.etc* promove conversas sobre viver e morrer. O objetivo é questionar verdades estabelecidas e transformar nossa relação com a morte – e com a própria vida.

Instituto Ana Michelle Soares

↘ https://www.instagram.com/paliativas

Associação civil que objetiva ampliar o alcance dos cuidados paliativos no Brasil.

Nota

Os capítulos que compõem "A história de Eva" revelam, de modo inédito, a jornada completa de uma pessoa brasileira que escolheu viajar à Suíça para exercer seus direitos de fim de vida.

Nesse relato histórico, nunca antes publicado no país, os nomes foram trocados para preservar a privacidade dos envolvidos.

Todas as demais pessoas são citadas no livro com seus nomes reais.

Agradecimentos

A Luciana Dadalto, pioneira na defesa da autodeterminação no Brasil.

Lu e eu constituímos, em fevereiro de 2025, a associação civil "Eu Decido – Pelo direito de morrer sem sofrimento", com o objetivo de promover o debate acerca da autonomia no fim de vida e de organizar os esforços ao redor dessa causa no país.

Junte-se a nós: contato@boamorte.org

A Salo de Carvalho, pelos esclarecimentos precisos e preciosos em relação à legislação brasileira.

A Eduardo Soares, editor do selo Vestígio, e a Rejane Santos, publisher da editora Autêntica. Pela sensibilidade, pelo acolhimento, pela confiança e pelo entusiasmo oferecidos ao autor e a este livro.

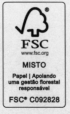
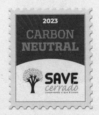

Este livro foi composto com tipografia Adobe Garamond Pro e
impresso em papel Off-White 80 g/m² na Formato Artes Gráficas.